切らずに治る！

最新治療
いぼ痔注射療法

くにもと病院
国本正雄
安部達也
鉢呂芳一

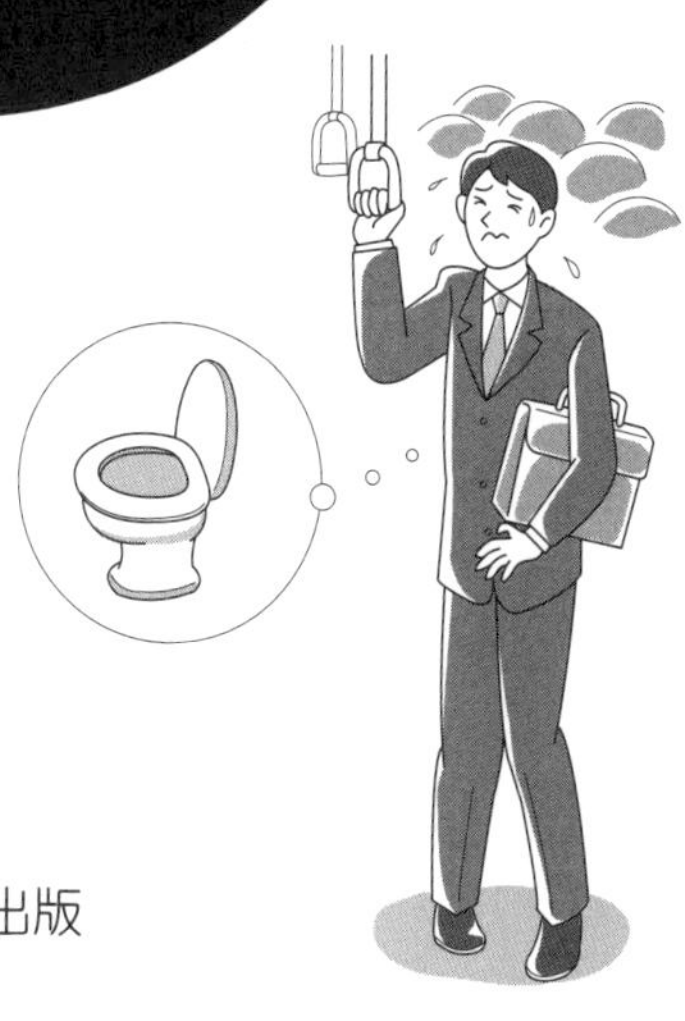

ハート出版

はじめに

　人間と痔の関わりは古く、紀元前１６００年頃の「目には目を、歯には歯を」で有名なハムラビ法典には、「痔の治療代」が定められていたほどです。

　痔は歴史上の高貴な人も悩ませました。「朕《ちん》は国家なり」で有名なフランスのルイ14世は、国内外に大いなる威光を示したことから「太陽王」とも称されていましたが、そんな絶対君主であった彼を悩ませた病が痔の一つである痔瘻《じろう》でした。彼は、１６８６年、48歳のとき、王室外科医でもあるフェリックスの執刀による手術を受けています。

　彼は当時、オランダなど周辺諸国の連合軍との戦争を計画しており、まずは自分の悩みを解消し、戦《いくさ》に臨もうと考えていたのかも知れません。

　日本では、豊臣秀吉の子飼いの猛将、加藤清正も「痔主《じぬし》」でした。清正と言えば「虎退治」で有名ですが、この猛将でも退治できなかった手強い相手が「痔」だったのです。清正の痔は痔の中でももっともポピュラーな「痔核」で、その症状はかなりひどかったとのことです。一度トイレに入るとなかなか出られず、痔との戦いはときには一時間にも及んだそうです。

　さらに、文豪・夏目漱石の未完の大作「明暗」は、「医者は探りを入れた後で、手術台の上から津田をおろした」と、主人公が痔の手術を受けているところから始まりますが、これは漱石自身の苦痛の体験をそのまま生かした書き出しになっています。

このように、人間は昔から痔に悩まされてきました。はるかかなた紀元前1600年バビロニアの時代から現在まで、痔に悩む人はいっこうに減少する気配がありません。それどころか、現代人の痔に対する知識はまだまだ不十分で、自分が苦しんでいる痔が「どんな痔」なのか、知らない人が多いのが現状なのです。

現在、潜在的な痔主を入れると、日本人の約40%が痔を持っていると推定されます。痔が虫歯に続き「第二の国民病」と言われるわけです。

では、なぜ人間だけが痔になるのでしょうか?

以前は、「人間が立って歩くようになったせい」と言われてきました。しかし、現在は「トイレを我慢するのは人間だけ。便意を我慢しているうちに便秘になり、その結果痔に苦しむようになった」という説が有力になっています。

いずれにせよ、人間は有史以来、痔に苦しんできました。しかも現代人は、様々な環境から、ますます気ままに排便できない状況にあります。

痔は、人間が人間として生活する以上、避けられない文明病なのかも知れません。

とはいえ、やはり痔主にとって、痔との戦いはつらいものです。

本書は、苦しんでいる痔主さんに少しでもお役に立てればという意図で執筆しました。私は肛門の専門医として、一人でも多くの痔主さんによくなって欲しいと日々治療、研究を進めています。そんな中、痔の中でももっともポピュラーな「痔核」に、特効薬とも呼べる治療薬が開発されました。これまで手術が必要だった重度の痔核に、注射をするだけで痔核が縮小するという優れものです。この特効薬（ジオン注）については、鉢呂芳一先生にくわしく説明していただきます。

また、肛門科の医師として見過ごせないのが、最近「便漏れ（便失禁）」が密かに社会問題化していることです。介護の世界では、介護者のもっとも大きな負担は「下の世話」だといいます。にもかかわらず、書店に並んでいる書籍を見ても、介護の本で項目の一つとして取り上げられる程度で、医学的に取り扱っている一般専門書はほとんどありません。私はそこに着目し、便失禁の専門医である安部達也先生に執筆をお願いしました。

本書は、「痔主のための本」ですが、ひるがえれば「肛門全体に関する本」ともいえます。

他人にお尻の穴を診せるのは、誰でも恥ずかしいものです。しかし、恥ずかしいからと言って診せずに放っておいて、後で取り返しの付かないことになってしまっては遅いのです。肛門科は怖いところではありません。痔の方も、便秘の方も、便漏れの方も、お気軽に診察に来ていただき、適切な治療で快適な排便生活が送れることを願ってやみません。

国本　正雄

カバーデザイン◆サンク
本文イラスト◆高橋なおみ

第1章

最新の治療法「ジオン注」

鉢呂芳一

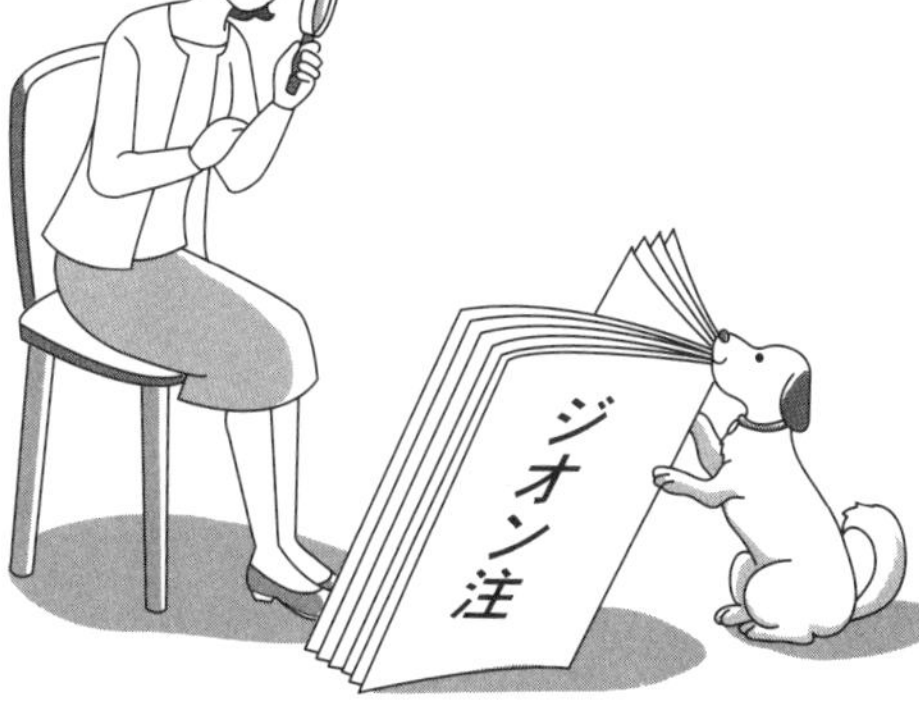

私の「痔」体験

はじめまして。

私は、この第1章「ジオン注」を担当する鉢呂芳一です。

これから、本書のメインである「重度の痔核を手術なしで治す最新の治療法」ジオン注について お話させていただくわけですが、その前に私の「痔」体験について皆さんに知っていただきたいと思います。


私が痔の手術（痔核結紮切除術）を受けたのは、医師になって3年目のことでした。

初めて痔を自覚したのは、高校生の頃までさかのぼります。肛門の外側が腫れて、とても痛かったことを覚えています。初めは、何か大きな病気ではないかと一人で心配しましたが、お風呂で肛門内に押し込んだりしているうちに数日で治りました。今考えると、あれは血栓性外痔核というものだったのでしょう。

その後、大学の医学部に進学しましたが、その時も、排便時に出血することがありました。しかし、トイレットペーパーに付く程度でしたし、毎日ではありませんでしたので放っていました。

やがて私も医師となり、勤務を始めました。しかし、その生活は悲惨の一言でした。家にはなかなか帰れない、食事は夜食の一回のみ、手術室にずっといる日は水分もほとんど摂っていない、もちろん十分な睡眠は無し、という具合です。そんな状況ですので、便秘になるのは必然でした。

医師になって3年目のことです。排便時に何かが脱出し始め、自分の手で押し込まなければならないようになりました。その頃の私は、肛門科に勤務していたわけではありませんでしたので、まず医学書で勉強し直しました。その結果、排便時に脱出していた何かとは内痔核であり、重症度分類でいくとⅡ度からⅢ度の段階ということがわかりました。このまま放っておくとどんどん悪くなるのは分かっていましたので、今の内に切らなきゃダメかなあと考えました。そこで、一年間で唯一まとめて休める夏休みを利用して、手術してもらうことにしました。

私は、医師仲間や先輩に相談することもなく、飛び込みで肛門科を受診し、手術してほしいと話しました。私も一応医師でしたので恐怖心はありませんでしたが、「切ったときは痛いだろうな」とか「いつまで痛いのかな」という心配はありました。

手術室に入って麻酔された後のことはあまり覚えていませんが、術後、病室に戻ってもしばらく動けませんでした。力を入れると肛門に痛みが走りますので、できるだけ体を動かさないようにしていました。肛門にはガーゼが当てられ、T字帯がまかれており、この格好はしばらく続きました。

手術翌日に初めて排便のためにトイレに行きましたが、便が出たときの痛みは激しく、排便後はガニ股になりながらスリ足で病室に戻った記憶があります。

しかし、何と言っても一番痛かったのは術後最初の診察のときでした。回診の先生が肛門に指を入れるのですが、その痛みは尋常なものではありませんでした。もちろん手術は成功しており、2週間後より医療業務に復帰できましたが、この年、私の貴重な夏休みをこの入院治療でつぶすことになってしまったのです。

痔で悩んでいる方の多くの苦しみは、肛門からの脱出による違和感と下血による恐怖だと思います。病状が進行した方では、排便後に脱出する痔核を毎日のように自分で押し込む作業が必要で、気分のいいものではありません。また、時にトイレットペーパーに付く少量の出血でも、もしかしたら悪い病気なのではないか、という危惧が生じます。したがって、もしもこの2つの症状、すなわち脱出と出血さえ消えてくれれば、なんてすっきりするのだろう、と日々願っていることと思います。

ただ、あまり痛い思いはしたくないし、長い期間入院もできないし、ということで10年、20年と痔を抱えている方が多いのではないでしょうか。

その「痛いのは嫌」「長期入院もできない」を同時に回避できる新しい治療法が、今回紹介する内痔核硬化剤療法「ジオン注」です。

ジオン注は、手術が必要だった重度の痔核に対し、はっきりとした治療効果が出てきました。これで、手術に比べ、痛みの面だけでなく、費用、入院期間の面においても、大幅に患者の負担を軽減することが可能になりました。

本章では、この「ジオン注」について、実際の治療実績をもとに、くわしくご説明させていただきます。

鉢呂　芳一

痔のメカニズム

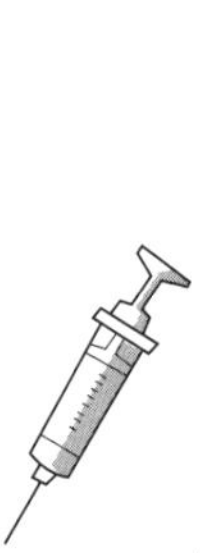

さて、これから痔についてお話ししていくわけですが、その前に痔がどのようにできるのかをご説明します。そのために、皆さんには肛門の構造について知っていただかなければなりません。話は、皆さんがお母さんのお腹の中にいた頃にさかのぼります。

肛門ができるのは妊娠の初期、8週目から10週目くらいのことです。口のほうから内臓（**原始直腸**）が肛門に向かって伸びていき、それに呼応するようにおしりにくぼみ（**原始肛門**）ができて、内臓側に伸びていきます。この2つがくっついて、トンネルが開通してできたのが**肛門**です。その繋がった境目を**歯状線**といい、この歯状線より奥を**直腸**、外側を肛門といいます。歯状線には、10個所前後のくぼみ（**肛門小窩**《しょうか》）があり、その奥には**肛門腺**が開口しています。

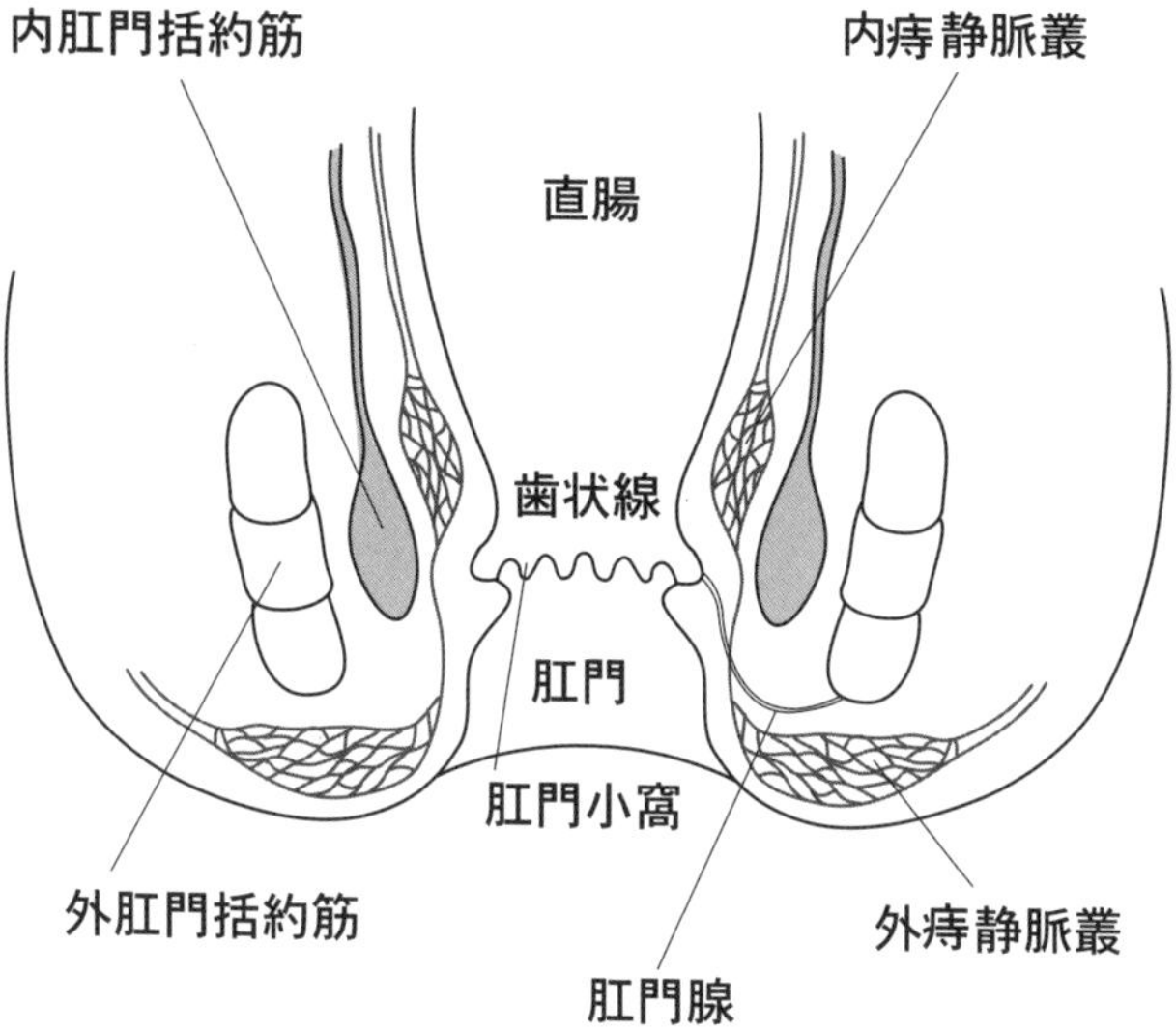
内肛門括約筋
内痔静脈叢
直腸
歯状線
肛門
肛門小窩
外肛門括約筋
外痔静脈叢
肛門腺

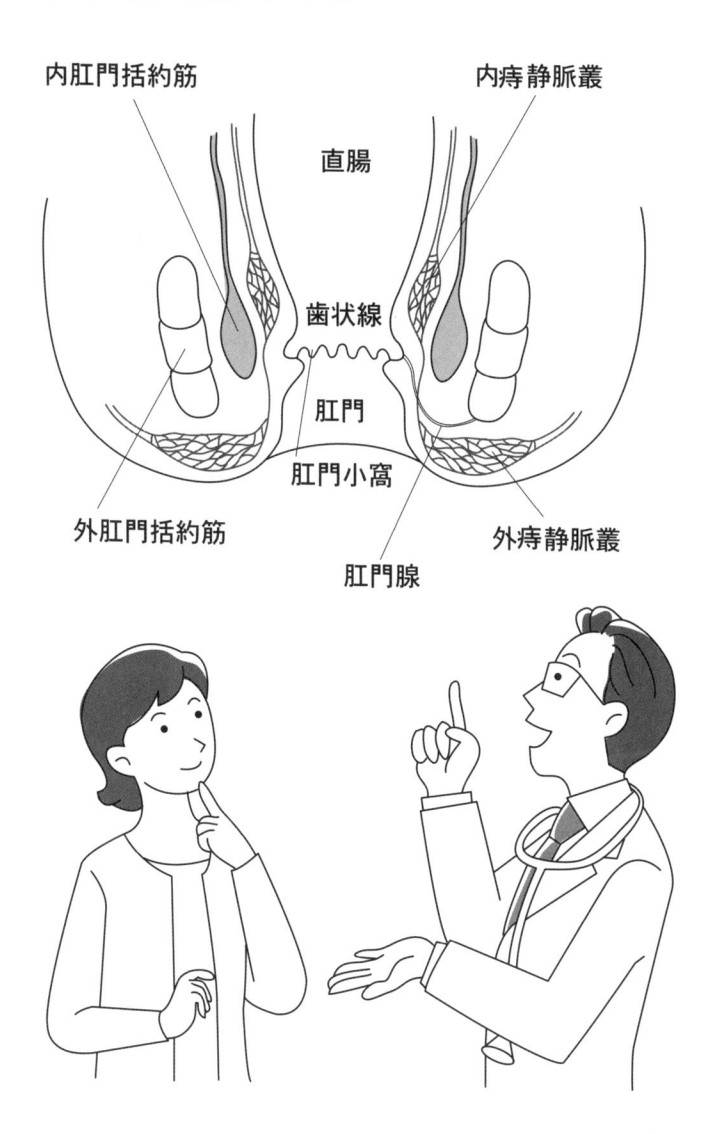

肛門の周囲には、肛門を締めている**括約筋**があります。括約筋には**内肛門括約筋**と**外肛門括約筋**の2種類があり、内肛門括約筋は直腸を取り囲むように、外肛門括約筋は肛門の出口にあります。

内肛門括約筋は、自律神経により支配されていて、排便時以外は無意識に肛門を締めています。一方、外肛門括約筋は、脊髄神経で支配されているために、意識的に締めることができます。

しかし、括約筋と肛門周辺の粘膜だけでは、肛門をしっかりと閉じることができません。そこで、括約筋と直腸粘膜・肛門上皮とのあいだ、つまり粘膜下部には、筋繊維や結合織、そして動脈や静脈の血管が網の目のようにたくさん集まった部分があります。ここが**肛門のクッション**と呼ばれる部分です。

このクッション部分をつなぎ合わせている**結合織**は、30歳を過ぎた頃から老化現象で崩れ始めます。すると、排便をするときにクッションの動脈や静脈の血管に約２００㎜／Hgもの圧力がかかり、崩れた結合織のすき間から静脈叢が腫れます。これが一般に**いぼ痔**と呼ば

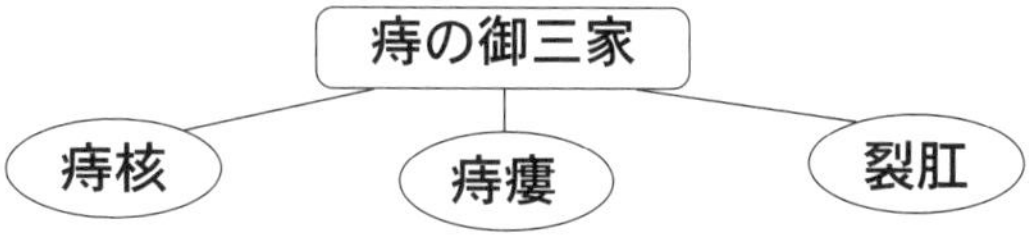

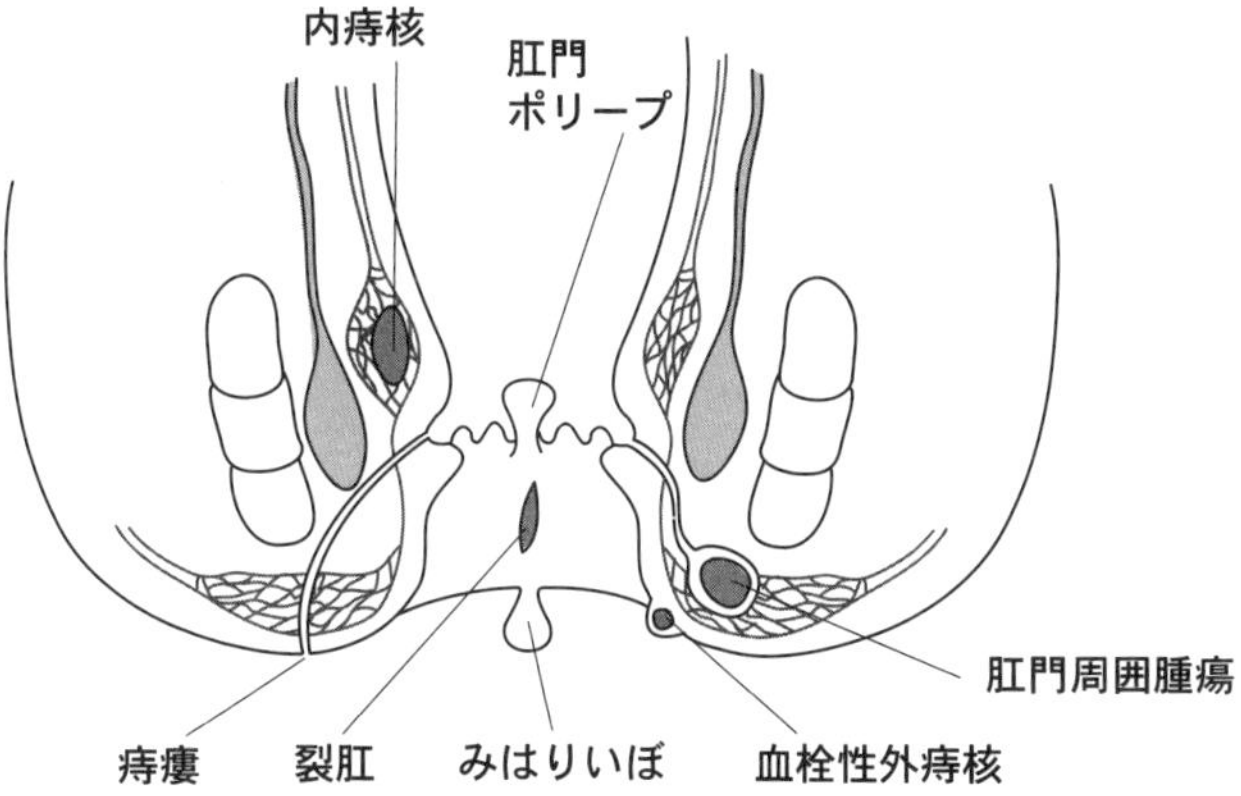

れている**痔核**です。

痔核は、排便で強くいきんだり、長時間トイレに座り続けていることで肛門に負担がかかり、起こることもあります。また妊娠後期には子宮が大きくなって左右の腸骨静脈が圧迫され、分娩時の強いいきみも手伝って、痔核が発生したり、悪化することもあります。

他には、いわゆる**切れ痔**、**裂け痔**と呼ばれる**裂肛**、**あな痔**と呼ばれる**痔瘻**《じろう》があり、これが「**痔の御三家**」になります。

本章では、痔核についてご説明していきます。

内痔核と外痔核

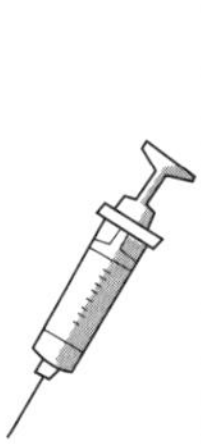

痔核は、痔の悩みを抱えている人の六、七割を占めており、部位によって**内痔核**と**外痔核**に分かれます。このうち、歯状線を挟んで肛門側にできるのが外痔核で、直腸側にできるのが内痔核です。

直腸と肛門は、発生から違っていますので、その性格にも大きな差ができます。

肛門は、おしりの穴から内側に向かって約3cmの部分をいいますが、歯状線をはさんで、組織が異なっています。この歯状線の外側のほうは、体の表面と同じ皮膚に近い組織で、刺激に敏感ですから、この部分に痔などが発生した場合は痛みを感じます。

一方、歯状線を挟んで内側のほうは、直腸の一部であり、自律神経系の支配下にあるため、感覚がありません。ですから、この部分にイボができたり、傷ついたりしてもまったく痛み

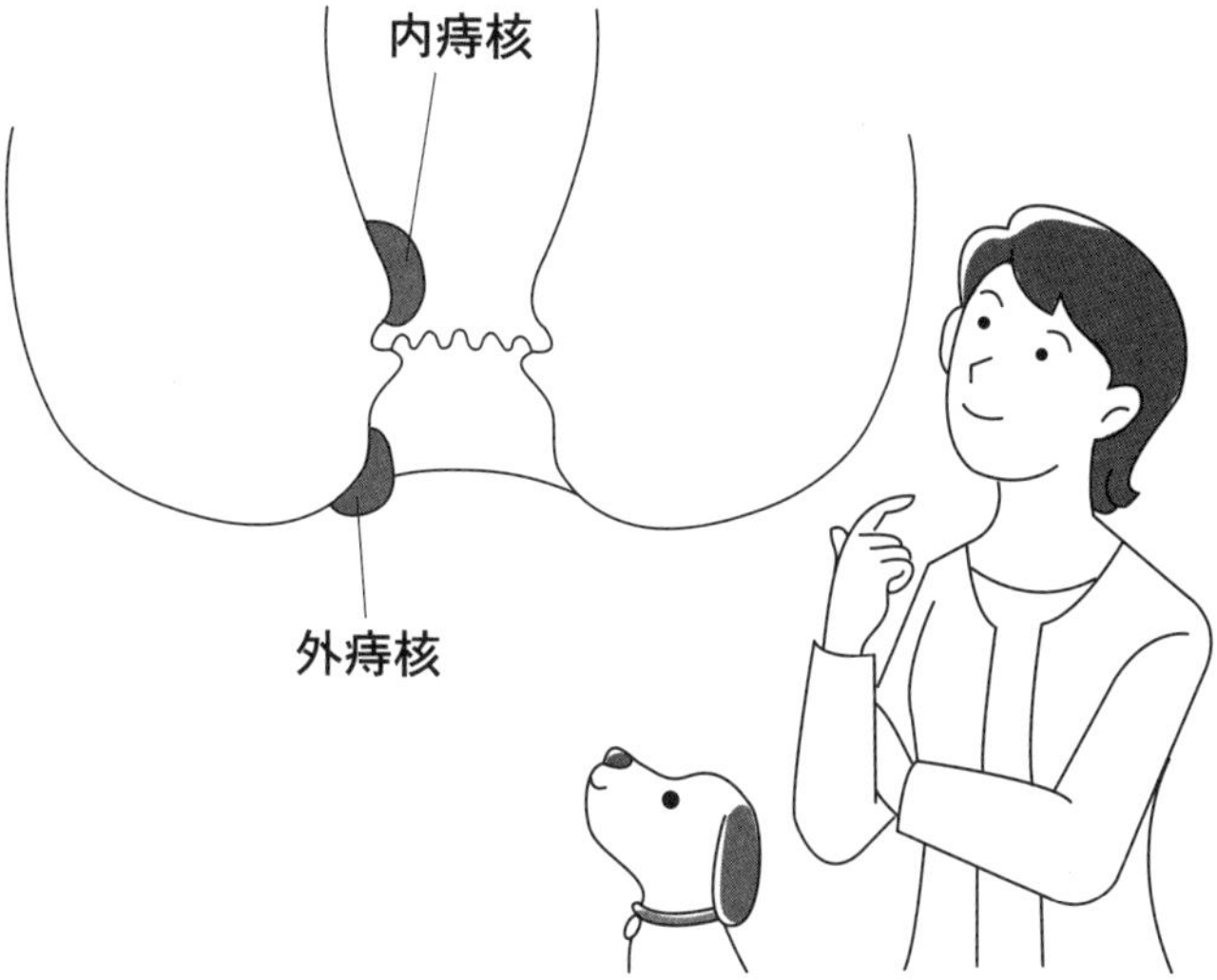

は感じません。それゆえ、内痔核はあまり痛くないことが多いようです。

その他の特徴として、外痔核には出血がなく、クッションが破れてできた内痔核には出血があることがあげられます。

内痔核の発生理由は前述（16〜19ページ）しましたが、外痔核の発生理由も、内痔核と同じように、粘膜のたるみ、垂れ下がりから生じるものと、いきみなどで血豆ができるものとに分かれます。

現在主流の手術療法

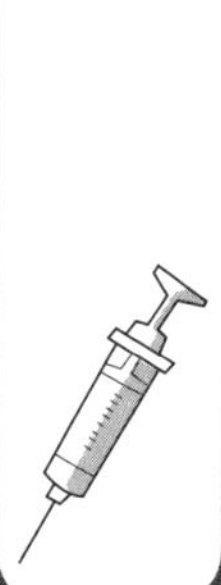

重度の内痔核（Ⅲ～Ⅳ度）に対し現在行われている手術が**結紮《けっさつ》切除術**です。内痔核に流入する動脈を糸で縛って痔核のみを切除するこの手術は、症例によっては日帰り手術も可能なほどに手術技術が向上しており、ほぼ完成された治療法です。

しかし、あくまでも手術ですから、多かれ少なかれ術後の後遺症はあります。

まず、感じ方は人それぞれですが手術後の痛みはゼロではありません。切った部分が腫れてしまった場合は、痛みはしばらく続きます。手術後の出血も少なからず続くため、完全な社会復帰までにはやはり手術後1週間以上は必要でしょう。

また、手術後しばらく経ってから困る合併症があります。肛門が治った後に生じる皮膚のたるみは**肛門皮垂《ひすい》**といいますが、これが原因で肛門部の違和感、痛みを生じることがあります。私も手術後これに悩まされ、約1年後に肛門皮垂切除術を受けました。

また、まれに肛門が狭くなってしまい、便が出づらくなる方や裂肛を生じる方もいます。

そこで、他の手術療法も模索されています。近年開発されたＰＰＨという治療法は特殊な器具を用いて痔核の上の粘膜を全周性に切り、同時にホチキスで縫合することで、脱出してくる痔核をつり上げる方法です。また、超音波やレーザーを用いて痔核を切除する方法も、術後の痛みが少ないなどの利点が報告されています。

ただ、いずれも人の組織の一部分を切り取る治療ですので、前述の後遺症に対する危惧は避けられません。

「切らずに治す」――そんな治療法はないものか……。患者だけでなく、医師も待ち望んでいた治療法、それがこれからお話しする「ジオン注」なのです。

ジオン注ってどんな治療法？

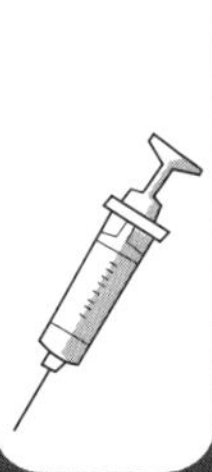

「ジオン注」は治療法というより治療薬そのものの名前です。正式名称を「**ジオン注内痔核硬化療法剤**」といい、昔から行われている痔の「**注射硬化療法**」の一つです。注射硬化療法とは、痔の患部に薬剤を注入し、患部そのものを硬化、縮小することによって痔を治療するものです。

痔に対する注射硬化療法は100年近い歴史があります。さまざまな薬物が治療薬として用いられてきましたが、我が国で一般的に使用されてきたのは、5％石炭酸アーモンド油（**パオスクレー**）という薬剤です。この薬剤は、内痔核出血に有効とされていましたが、1～2年で効果が切れてしまうので、根本治療には向きませんでした。また、再治療するごとに内痔核が硬くなってしまい、最終的に切除しなければならない状態になったときに手術が難しくなるというデメリットもありました。

他に痔を注射で治せる薬はないものかと世界を見渡したところ、中華人民共和国（中国）に**消痔霊**《しょうじれい》という薬がありました。

消痔霊とは、１９７０年代後半、北京にある中医研究院広安門病院大腸肛門科の故史兆岐《しちょうき》元教授らが開発した**ミョウバン液**を主体とした局所注射剤です。

実際に中国では、２００万人以上の患者にこの消痔霊が注射されており、今でも根本治療薬として用いられています。この間、史教授らによって、どのような痔のタイプにどのように注射すれば良いのか、また副作用や合併症としてどのようなことが発生するのか、さまざまな研究が行われたようです。

報告によると、内痔核内を４カ所に分けて注入（**四段階投与法**）することが奨励されており、この方法により内痔核は固まり、脱出と出血は消失するとされています。当時、この消痔霊による注射治療を受けるために、わざわざ日本から中国に渡った患者が多数いたそうです。

1990年に入り、日本においても一部の医師がこの消痔霊を入手し、内痔核の治療薬として実際に用いるようになりました。その結果、治癒率が高いこと、治癒までの期間が短いこと、出血や狭窄《きょうさく》などの副作用や後遺症がほとんど見られないことが報告されています。

1995年より、沖縄県にある企業が、この消痔霊をもとに新しい内痔核硬化療法剤の開発をはじめました。そして、2005年3月に日本国内で発売が開始されたのです。それが「**ジオン注**」です。

私が勤務するくにもと病院では、同年4月よりこのジオン注の使用を開始し、2006年1月現在、300例を越える患者に、ジオン注を使った治療を行ってきました。

ジオン注は、消痔霊の添加剤の一部を変更し開発され、**硫酸アルミニウムカリウム**および**タンニン酸**が主成分となっています。

硫酸アルミニウムカリウムは、痔核内に投与されることで、無菌性の急性炎症を引き起こします。その修復反応の過程で痔核の線維化が起こり、最終的に痔核は硬化、退縮するのです。また、投与直後より血管が収縮し、痔核への血流量が減ることで、出血も止まります。

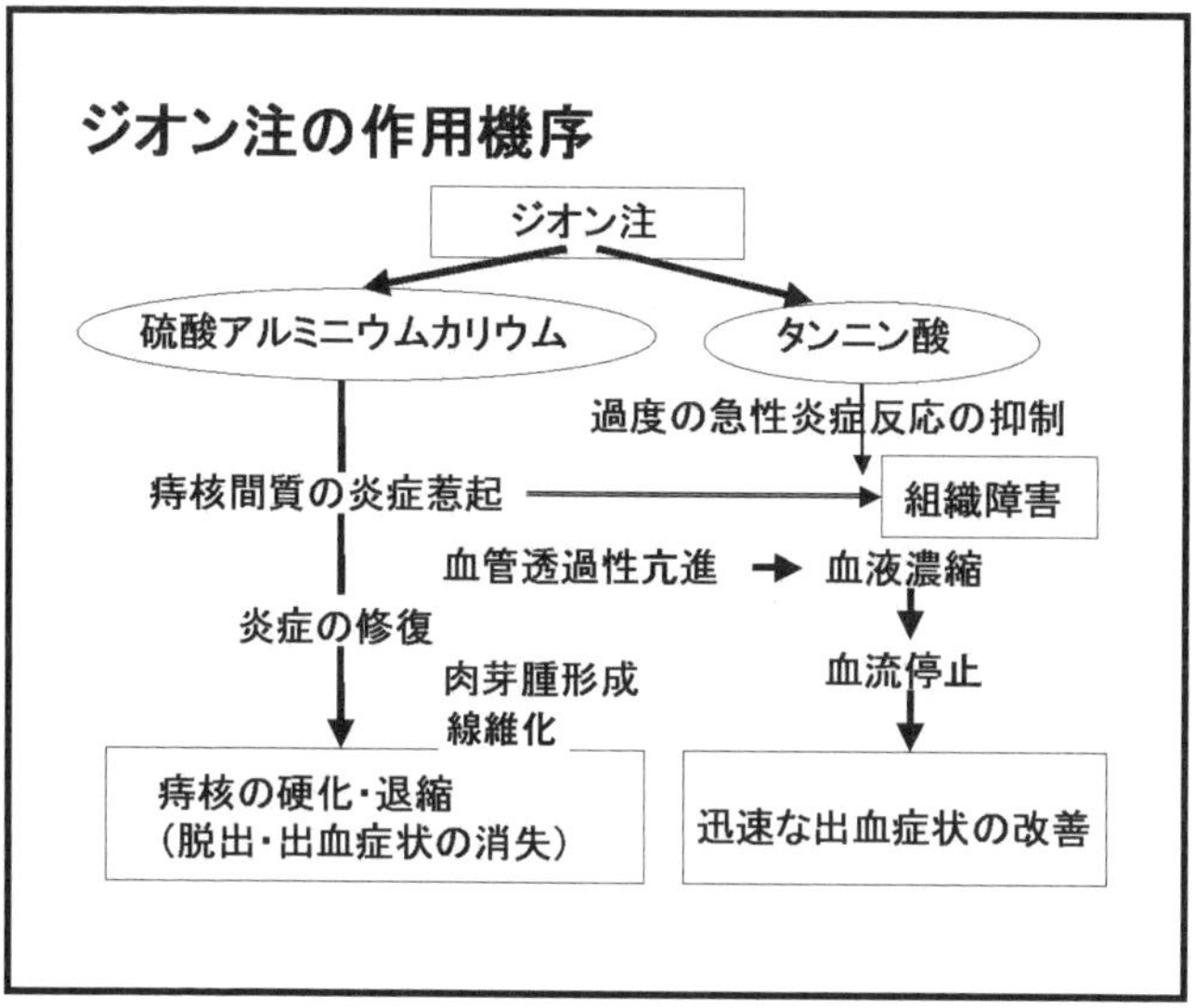

一方、タンニン酸は、硫酸アルミニウムカリウムによる過度な急性炎症を抑制し、二次的な組織障害を軽減する効果があります。

つまり、ジオン注は、内痔核を切らずに注射のみで硬化、退縮させ、結果として脱出と出血を治してしまう治療法なのです。くにも病院においても治療成績は非常に良好で、投与直後より脱出および出血は改善され、すみやかな社会復帰が得られています。

患者からの評判は上々

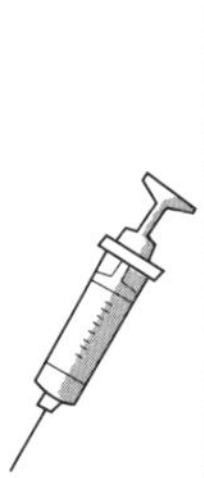

薬剤の手引き書では、ジオン注の適応は内痔核重症度判定でⅢ度およびⅣ度、すなわち、肛門から内痔核が脱出し、自分の手で押し込まないといけない程悪くなった状態です。くにもと病院においても使用開始当初はこの適応に沿って治療していました。

しかし、実際にジオン注治療を行っていきますと、その効果が絶大なことに驚愕しました。また、安全に治療ができる薬剤であると確信したので、徐々にジオン注治療の適応を拡大し、**嵌頓《かんとん》痔核**（飛び出した内痔核が鬱血し、さらに血豆ができてしまい元に戻らなくなった状態）を除く内痔核すべての症例に根本治療薬として使用するようになりました。

ただ器質化した内痔核、すなわち、すでに表面が瘢痕化して硬くなってしまっている内痔核に関しては、ジオン注でも完全には治りませんので、切除したほうが無難でしょう。また、残念ながら以下に該当する（妊娠中、授乳中、透析療法中）方々にはジオン注は投与できないことになっています。

くにもと病院では、ジオン注の適応は内痔核以外の肛門疾患に対しても、実際に手術療法に匹敵する効果を得ており、現在、多くの肛門疾患に使用しています。

治療を受けた患者からの評判も上々です。手術の場合、10日〜2週間の入院期間が必要でした。しかし、ジオン注治療の場合、術後の患者の負担が小さいことから、数日間の入院ですみます。また、専門技術は必要ですが、手術ほど手間がかからないこと、入院期間が短くなることから、治療費もこれまでの1/3程度ですむようになりました。いろいろな意味で、患者の負担が軽減したわけです。

また、過去に内痔核手術もしくは痔瘻根治術などの肛門の外科治療を受けた患者からは、こんなに楽な治療で大丈夫なのでしょうかと言われます。過去に痛い思いや辛い経験をされた方にとっては、信じられない治療法のようでした。しかし、実際にジオン注は注射治療直後より、肛門からの脱出や出血がほとんど認められなくなったのです。

ジオン注治療は、患者にとってはもちろん、医師にとっても非常に画期的であり、効果のある驚異の治療法といえると思います。

どうやって治療するの？

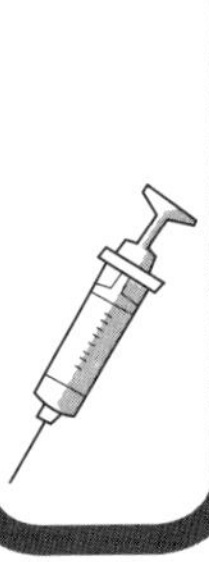

ジオン注治療は排便処置をしたあとに行います。くにもと病院では、今のところ手術室で行っていますが、外来で治療されている病院もあります。麻酔は、極端なことをいうとなしでも可能です。ただ、肛門を十分弛緩させて、肛門内をしっかり観察した状態で注射したほうが確実な治療ができると考えており、くにもと病院では基本的に**仙骨硬膜外麻酔**を用いています。もちろん肛門周囲に局所麻酔を行うことでも治療は可能です。

内痔核に対しては、痔核内を4カ所に分けて注入する**四段階投与法**（左図）を用いてジオン注を注射します。実際には1つの痔核に対して3回の注射ですみます。図の②に注射した後で、注射針を引き抜きながら③の部位へ続けて注射するわけです。したがって、3つの内痔核治療をする場合は、最低9回の注射が必要になります。治療時間は10～15分程度です。

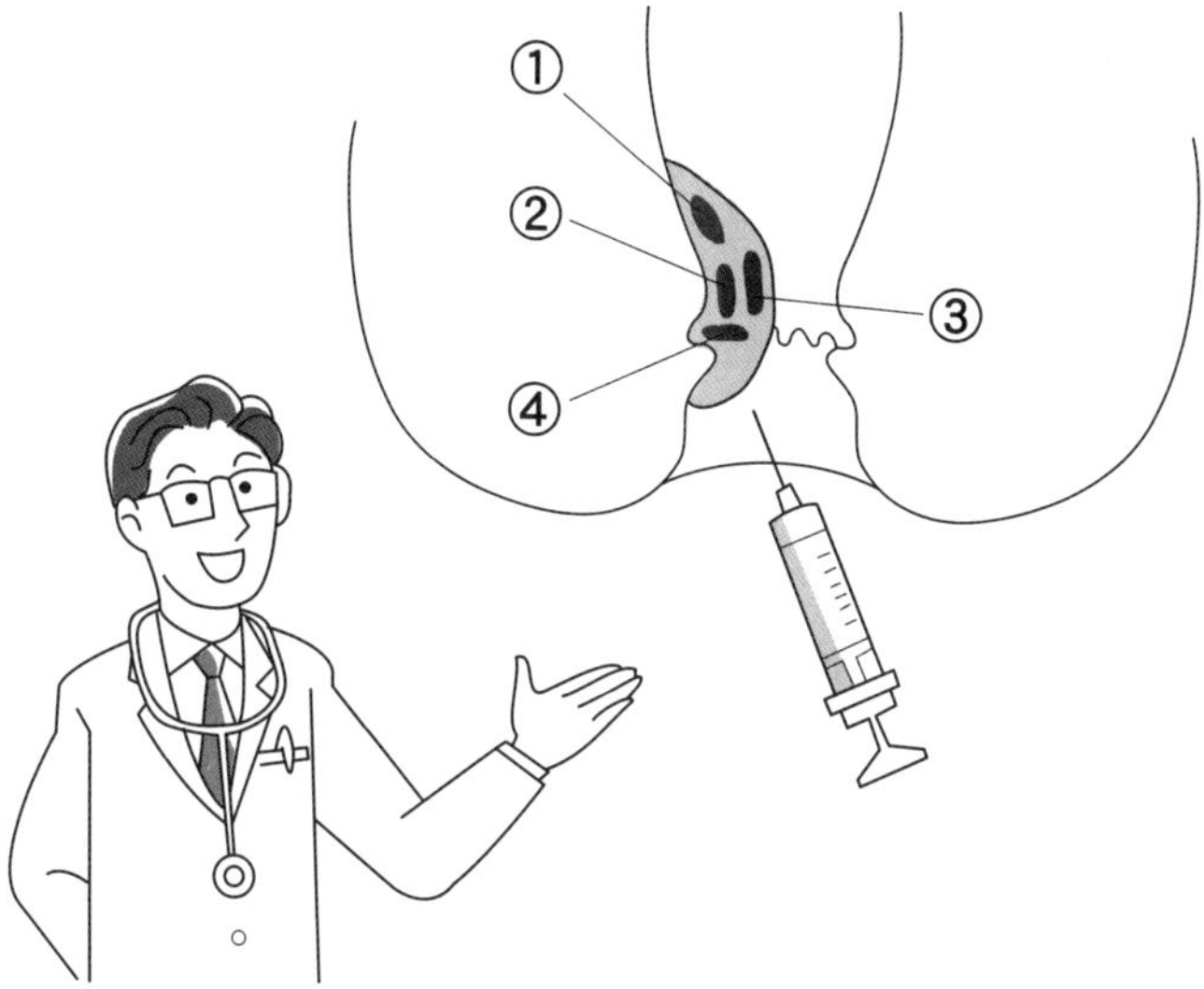

その際、肛門ポリープや肛門皮垂の手術も一緒にすることが可能です。また、結紮切除術と併用してジオン注を使用することもできます。たとえば、先ほど述べたような器質化した内痔核が1カ所に認められ、他の内痔核はジオン注で治療できそうな場合は、1カ所だけは結紮切除を行い、他の内痔核はジオン注で治療するといった具合です。実際、患者にとっては、少しでも切られる部位が少ないほうが術後の痛みが小さく、また治癒も早いようです。このようにジオン注をうまく併用することで多くの症例に対応しています。

直腸粘膜脱や直腸脱症例に対しては、少量

ずつ多数カ所（30～50カ所）にジオン注を注射することで、ゆるんだ直腸粘膜は縮まり、さらに脱出する直腸粘膜が筋層に固定される効果が得られ、治療後の脱出は改善しています。

当院では現在ジオン注投与後3泊4日の入院治療を原則としており、その間に**肛門機能検査**や**肛門エコー検査**を行い、合併症などの発生がないことを確認してから退院していただいています。

今後この薬剤の安全性や医師の治療技術がさらに確立すれば、外来での投与も可能になるのではと期待しています。

ジオン注投与直後の症例

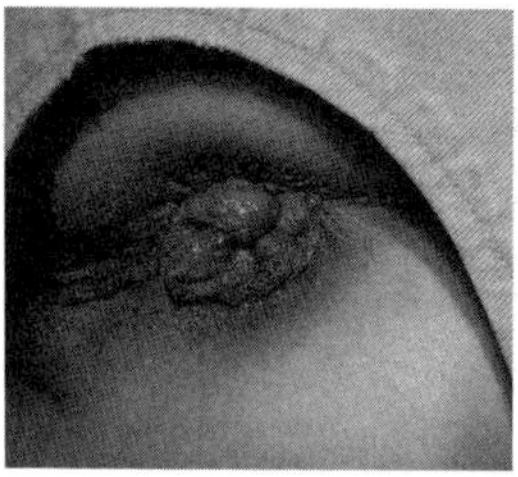

投与前

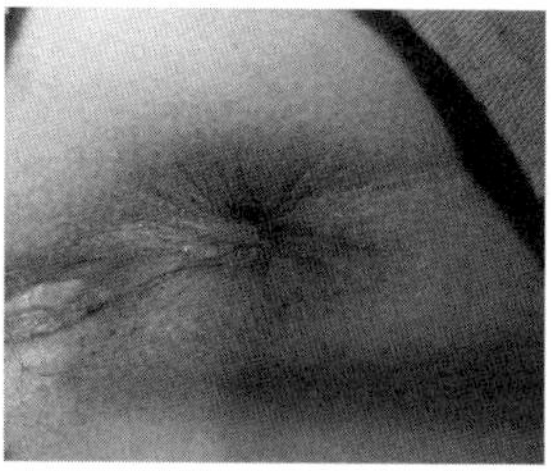

投与直後

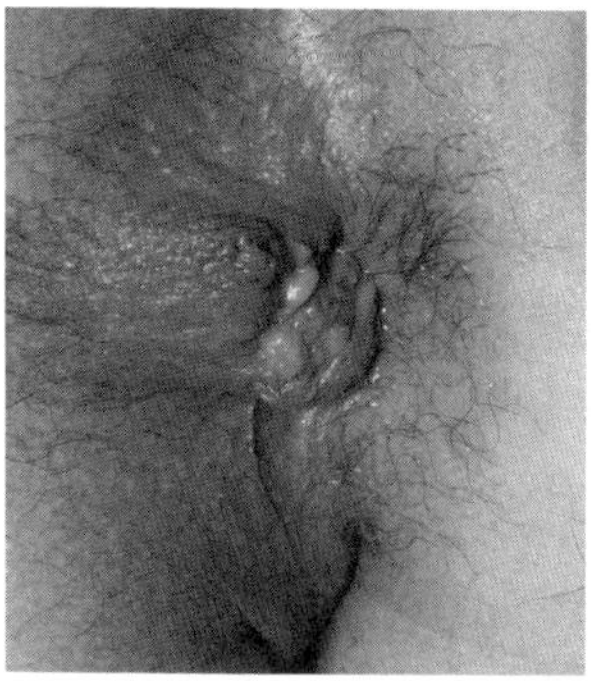

投与前

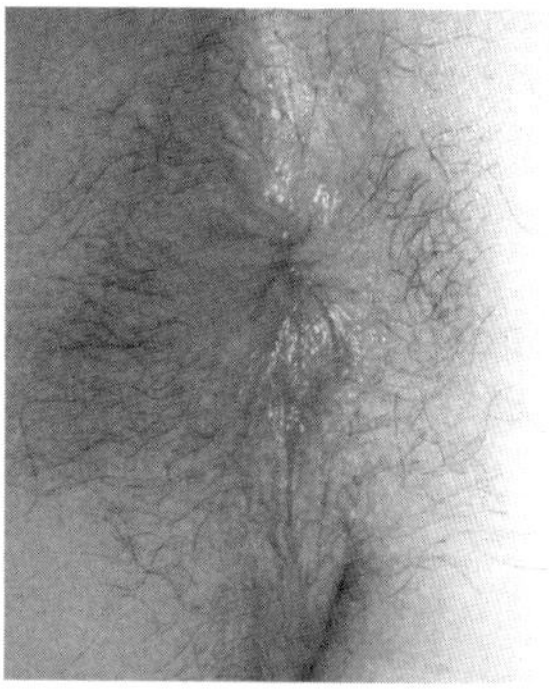

投与直後

合併症の危険性はどのくらい？

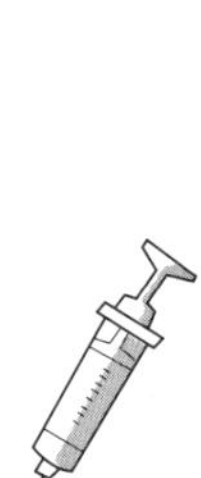

くにもと病院だけでなく他の病院でも、すでにジオン注における臨床成績が報告されています。まだ、1年以上経過した患者はいませんが、このまま再発せずにいてくれるものと信じています。しかし、すべての症例でうまくいったわけではありません。くにもと病院では、2例だけですが、外科切除を必要とする合併症の発生がありました。

1つは、ジオン注投与後に嵌頓《かんとん》痔核が発生してしまった例です。ジオン注投与後に痔核が逆に腫れてしまったのです。この患者については、従来の手術療法の一つである結紮《けっさつ》切除術に変更しなければなりませんでした。

もう1例は、結紮《けっさつ》切除術（主痔核1カ所）とジオン注注射を併用した患者です。翌日外痔核が腫れてしまい、結紮《けっさつ》切除を追加しました。

しかし、合併症の発生した症例は２例とも開始初期の症例で、その後このような合併症は起きていません。私は、前述した２例については、ジオン注の投与部位を誤ったために生じたものと考えております。つまり、ジオン注投与技術の未熟が原因だと思います。

ジオン注はまだ発売されて１年経っておりませんが、消痔霊の臨床成績を含めますと、実はいろいろな合併症が報告されております。やはり、ジオン注治療を行う医師側の条件としては、肛門科に精通していること、さらにジオン注の治療理論を理解していることなどが必要と思われます。

２００６年２月現在、ジオン注治療をできる医師は、肛門疾患手術の熟練者で講習会受講者（内痔核治療法研究会主催）のみになっています。

副作用、再発はあるの？

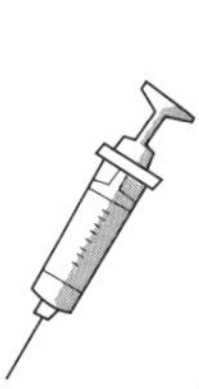

痔の手術後の肛門痛は避けることができませんが、ジオン注後にも肛門痛はあります。ジオン注の場合、全体の約1割の患者が、当日肛門違和感や軽度の痛みを訴えました。しかし、退院時にはほとんどの患者から、肛門痛は消失しています。1例において退院後も肛門痛が消失せず、検査の結果、直腸潰瘍が発生していることが判明しました。軟膏治療にて数週間で治癒すると言われていますが、原因としてはジオン注投与量の問題と考えています。他の患者には持続する肛門痛はありませんでした。治療後の肛門痛に関しては、手術療法とは明らかに違います。

ジオン注の副作用として、投与中もしくは投与直後に下腹部痛、徐脈、血圧低下を13例に認めました。しかし、いずれも昇圧剤の投与で速やかに改善しており、その後は全く問題に

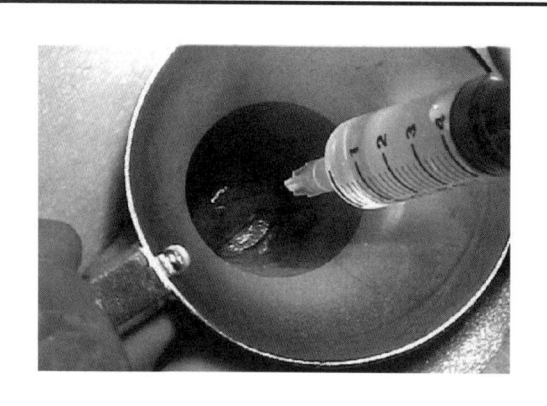

筒型肛門鏡を用いた内痔核へのジオン注投与

なっていません。

この副作用は骨盤内迷走神経刺激によるものと考えています。つまり、ジオン注液の刺激により肛門括約筋周囲の疼痛が生じ、その程度が強い症例では迷走神経刺激が引き起こされるものと思います。現在では、ジオン注無痛化剤付という痛み止めの入ったジオン注液を用いており、この副作用は消失しました。

退院後の経過で、10例の患者に再発（脱出）があり、すでにそのうち４例に再度ジオン注治療を行っています。しかし、再発といってもほとんどの患者は、ジオン注治療前よりは軽い症状となっていますので、他の６例の患者については再治療をせずに様子を見ています。再度ジオン注治療を受けた患者でも、はじめは3カ所に脱出する内痔核がありましたが、今回（再治療）は1カ所だけの注射といった具合です。

また、排便時の出血が再発した患者も数％いましたが、今のところ軟膏治療で落ち着いており経過を観察中です。出血が続く場合は、再度ジオン注治療を検討します。

こういった再発症例は、ジオン注治療を開始した早期のものが多く、それ以降、ジオン注投与技術や投与量を十分検討し、日々改良や工夫を加え、合併症や副作用の発生が起きないように努力しています。投与技術の向上もあり、現在では再発の発生は減少してきています。今後もさらなる治療法の向上により、ジオン注治療がより完全なものになると信じています。

ジオン注投与前後で、肛門機能検査および肛門エコー検査を行っております。肛門機能検査では、肛門の力を抜いた時と締めた時の肛門内圧を測定していますが、ジオン注治療後にも大きな変化はありませんでした。これにより肛門機能への悪影響はないものと考えています。このような検査、研究はジオン注の大本である消痔霊でも検討されていないので、世界

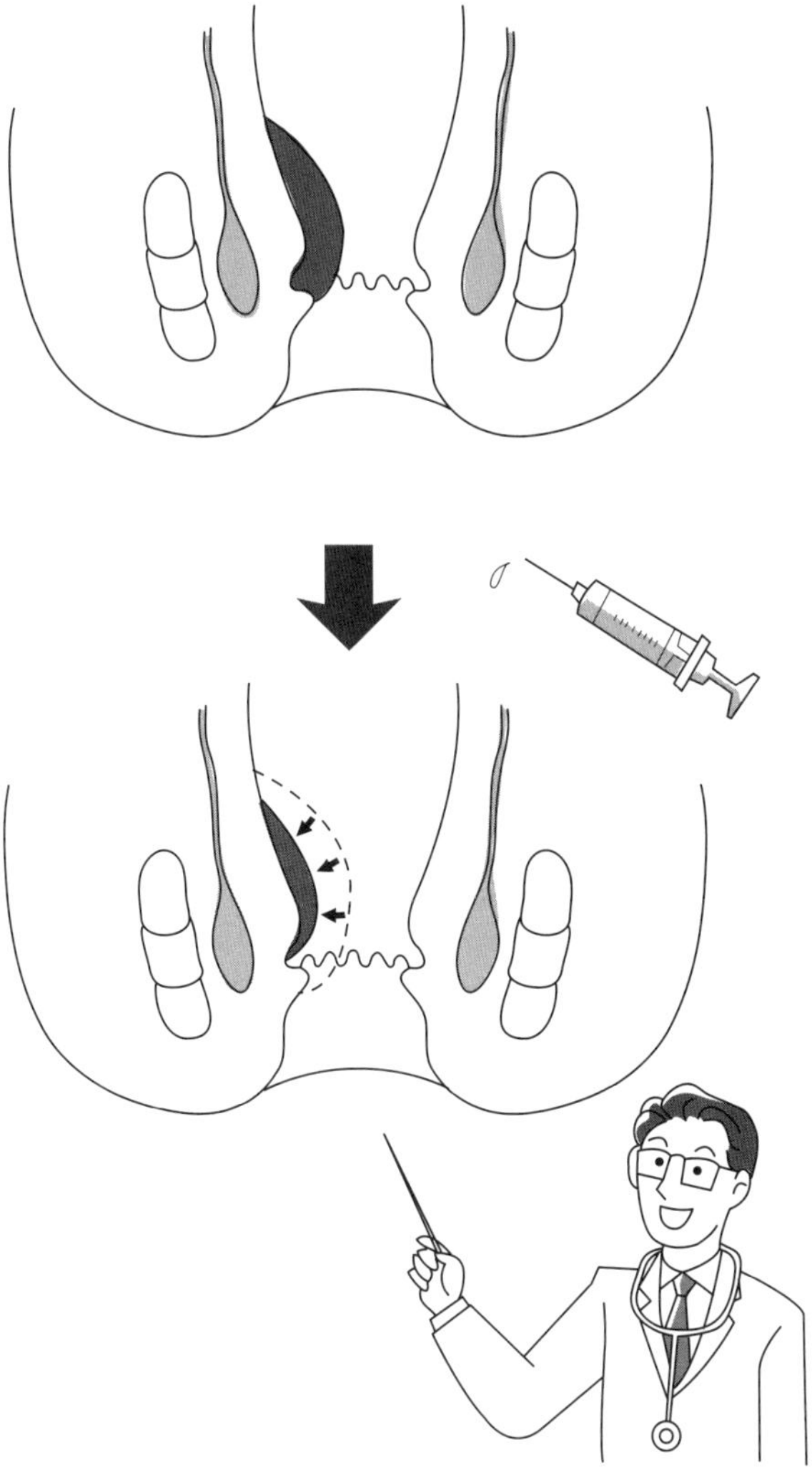

ジオン注を投与した内痔核は、硬化した後、徐々に萎縮・消失していきます。

初の調査になります。

肛門エコー検査では、全症例において内肛門括約筋、外肛門括約筋への障害のないことを確認しています。

また、ジオン注を注射した内痔核はいつになったら小さくなり、なくなるのかといった疑問に対して、粘膜下層の肥厚を肛門エコーにて経時的に測定しています。

現在の見解では、ジオン注投与後はしばらく残存し、3ヶ月から6ヶ月程度で減少、消失してくるのではないかと推測しています。しかし、治療前の内痔核の大きさや痔が発生してからの期間にも影響するため、症例に応じて差異はあるでしょう。

今後の経過は常に確認しておく必要があると思っています。

ジオン注投与直後および７日後の症例

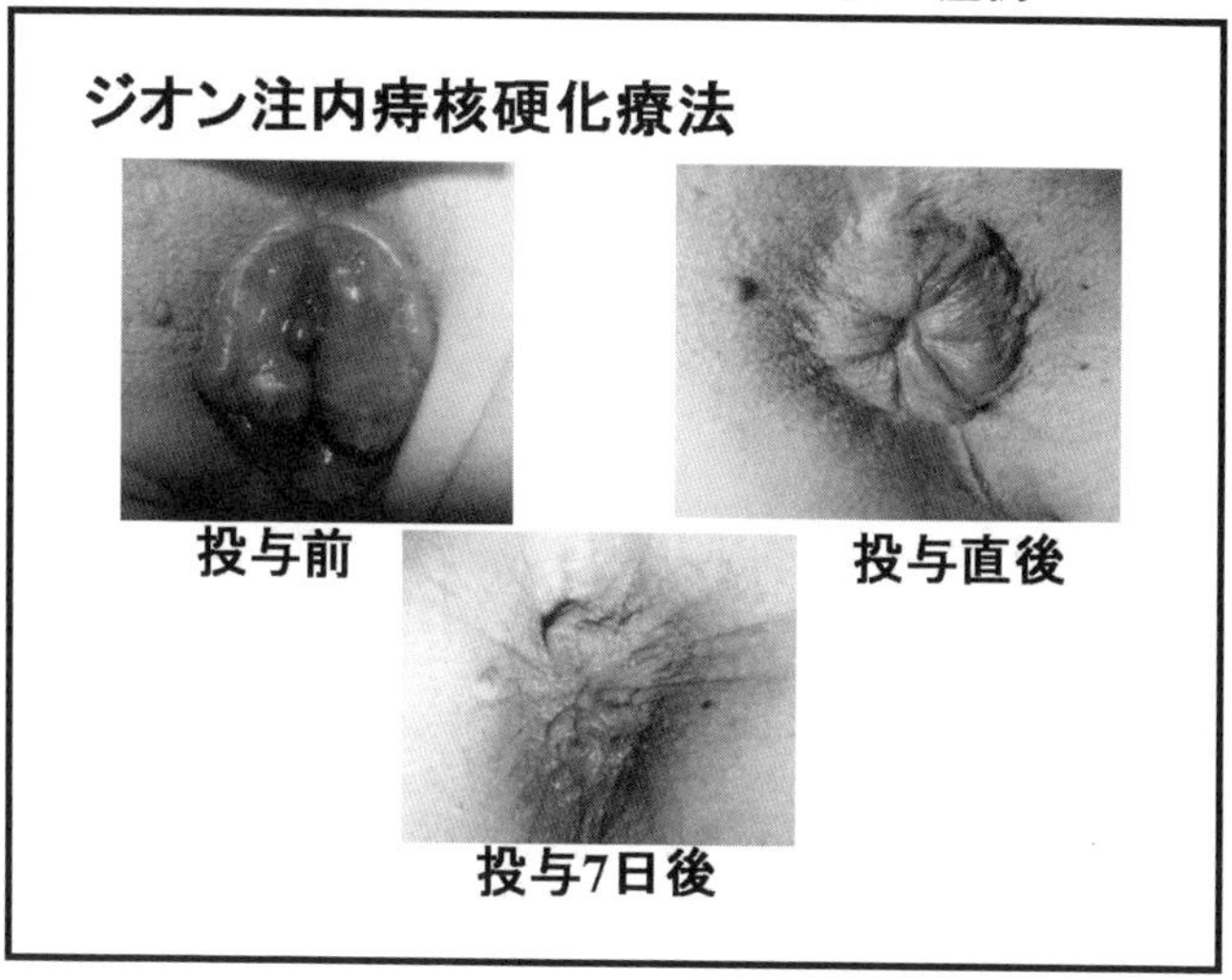

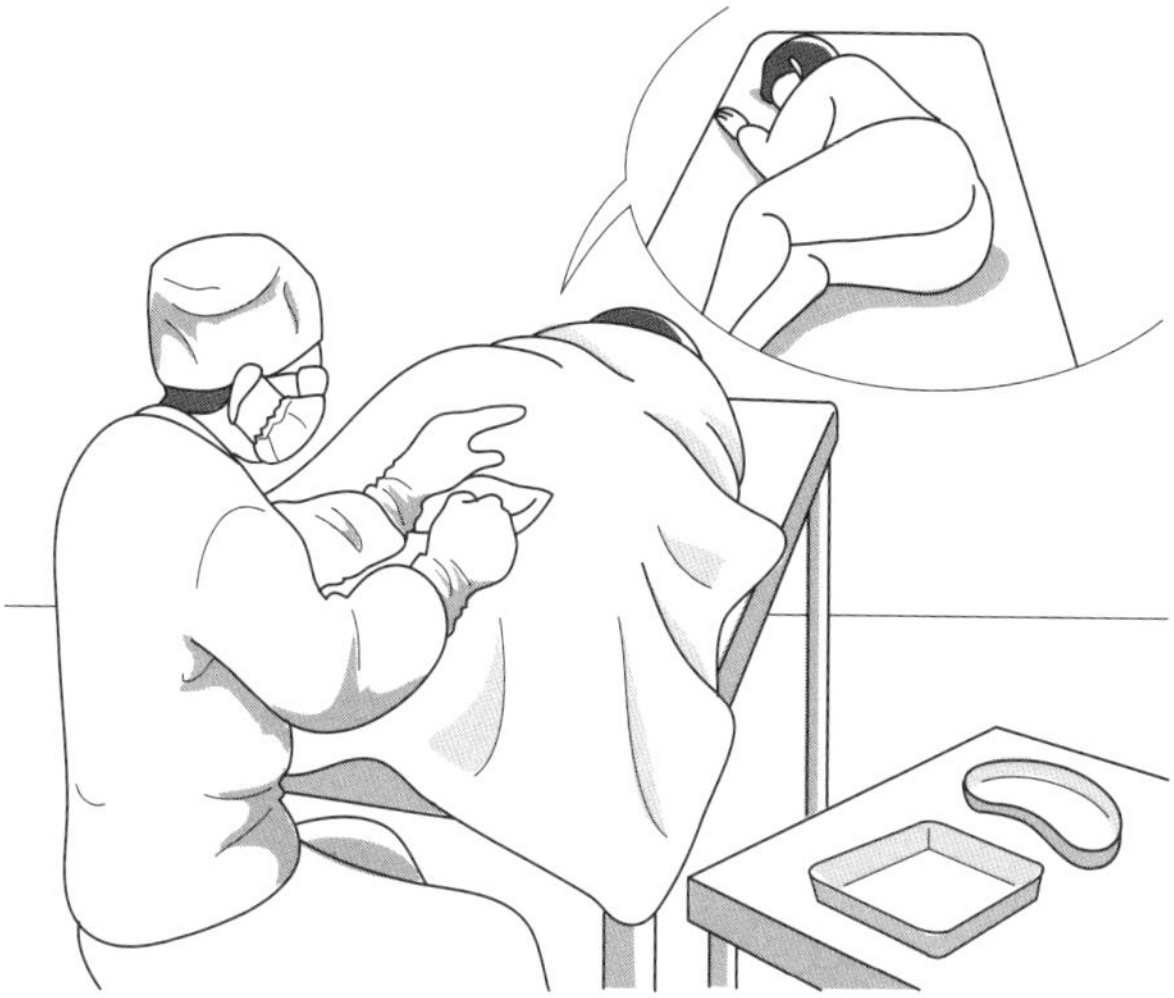

ジオン注治療の手術風景。

もし再発したら

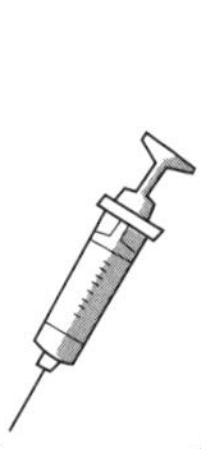

前述したように、退院後の経過で、10例の患者に再発（脱出）が起こってしまいました。軽度のものも入れるともう少し多いかもしれませんが、生活に支障がなければ、基本的に様子を見る形で対応しています。

もちろんもう一度ジオン注治療を行うことは可能です、というより、何度でも可能です。すでに4例に再治療をしておりますが、その後は良好な経過です。切除する治療と違うのは、肛門機能に影響を与えずに何度でも治療を行えることです。

生活習慣や体質などで、どうしても再発しやすい患者はいると思います。手術による切除治療の場合、何度も何度もメスと入れるというのは、技術的な難易度が高くなるでしょうし、術後の合併症発生の危険性も高くなると思われます。

しかし、ジオン注治療においては、その心配はありません。

ジオン注は、手術に比べて肛門機能への影響が少なく、および入院期間が短縮されることなどから、社会生活への早期復帰が可能となります。患者の負担が大幅に小さくなった治療法です。患者の生活の質（ＱＯＬ）の向上にも貢献できるものと期待しています。

今後、間違いなくジオン注治療は、内痔核治療の主流になっていくでしょう。今後の経過を厳重に観察するとともに、投与技術向上に努めていかなければと、身を引き締めています。

くにもと病院での３００例を越える治療経験では、その効果は絶大なものがあります。今のところ短期の結果しか提示できませんが、いずれもっと多くの治療実績が出たそのときに、また改めて皆さんにその結果をご報告することができる日を楽しみにしております。

第2章

どうして人間は痔になるのか

国本正雄

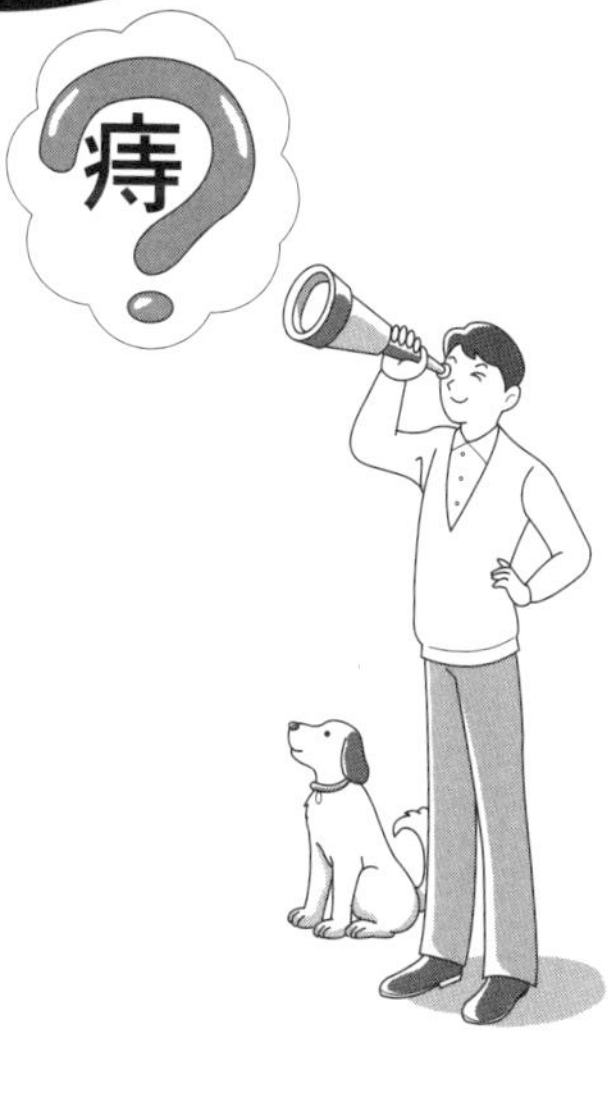

痔を知ろう

痔は肛門とその周辺に起きる病気の総称です。「やまいだれ」と「寺」の組み合わせでできた漢字を見ても、痔は治りにくく、墓に入るまでつきまとう病気のイメージが漂っているようです。

以前は「汚いところを他人に見せるのは恥ずかしい」「どうせ治らない」「手術は怖い」などと独りで悩み、ついつい痔を放置してしまうケースが多かったようです。妊娠や出産によって、痔の症状は悪化してしまいますが、それでも多くの女性は「我慢しなければ」と考えていたようです。

その一方で、最近では進んで診察に訪れる患者が増えてきました。テレビや雑誌などで痔の話題が頻繁に取り上げられるなど、痔に関する知識が広まったことや、肛門科の治療技術に対する信頼度が増したことも要因の一つでしょう。

しかし、まだまだ「痔は恥ずかしい病気」というイメージがぬぐいきれていないのも事実です。日本人特有の羞恥心に由来するものでしょうか。

そこで、まず必要なのは「理解していただくこと」です。痔や肛門科について皆さんの理解が深まれば、自然と恥ずかしい気持ちが薄らぎ、「肛門科を受診して治療しなければならない病気」ということがおわかりいただけるのではと思います。

そしてゆくゆくは、気軽に「おれ、痔なんだよ」「私、痔で困ってるの」なんて言い合い、情報交換などができる日が来ればと期待しています。

そこで、本章では「なぜ人間は痔になるのか」をテーマに、痔に関する総論およびジオン注以外の痔の治療などについてお話しします。

「彼を知り己を知れば百戦殆うからず」と古代中国の兵法家・孫子が言っています。相手を知り、自分を知れば、100回戦っても負けないという意味です。これから「痔」という敵と戦うために、「痔」を知り、「自分」を知ることで、「痔との戦い」に負けないように。そのお役に立てればと願います。

国本　正雄

痔は人間の宿命？

痔は英語で**ヘモロイド**といいますが、この言葉はギリシャ語の「ヘモロエ（ヘモ＝血、ロエ＝流れ）」からきています。

ご存じのように、人間の血液は心臓をスタート地点として、大動脈から体の各部の動脈へと流れていき、毛細血管を折り返し地点として静脈に移り、大静脈を経て、再びスタート地点である心臓に戻ってきます。こうした一連の仕組みを、前半は下り坂が続き、後半は一点上り坂になるクロスカントリーのコースに例えて説明してみましょう。

ランナー（血液）は、中間地点である手足の先と肛門までは、スピードに乗って快適な走行を続けます。しかしここからが問題で、2本足で歩行する人間の場合、肛門は心臓よりも低い位置にあるため、快走を続けた前半とはうって変わって、上り坂の後半は一気にペースダウンしてしまいます。そこで、先頭の選手がもたついている間に、後続の選手がどんどん追いついてしまいます。ところが、２位以下の選手たちも、先頭の選手を追い抜くだけのパワーは残っていません。こうして、コースは大渋滞となってしまうのです。これが鬱血の正体であり、痔核の本態である静脈瘤の原因と推測できます。

もちろん、手先や足先も心臓より低い位置にありますが、全体の面積が広く、かつ皮膚自体も丈夫なため問題はありません。

４つ足動物の場合は、心臓と肛門はほぼ水平で、折り返し地点でもある肛門も含めて平坦な「コース設定」のため、血液の流れは渋滞なくスムーズであり、痔もできないというわけです。

動物も痔になるの？

では、４つ足の動物が必ずしも痔にならないかと言えば、実はそうではありません。

確かに、人間以外で自然に痔の症状が悪化した動物の話はあまり聞きません。しかし、ここでポイントなのは「自然に」という箇所です。

例えば、飼い犬には痔のような症状が現れる場合があるそうです。また、動物園で飼育されている動物にも、痔の症状が現れたことがあるそうです。

これらに共通するのは、「人間と同じもしくは似た生活習慣を強制されている」ということです。飼い犬は厳しくトイレのしつけをされ、好きな時間にウンチをすることができません。動物園の動物も、人間の都合に合わせて、強制的に生活リズムを作られています。

それ自体がストレスになって痔のような症状を発症したり、また食事も人間と同じ食事や

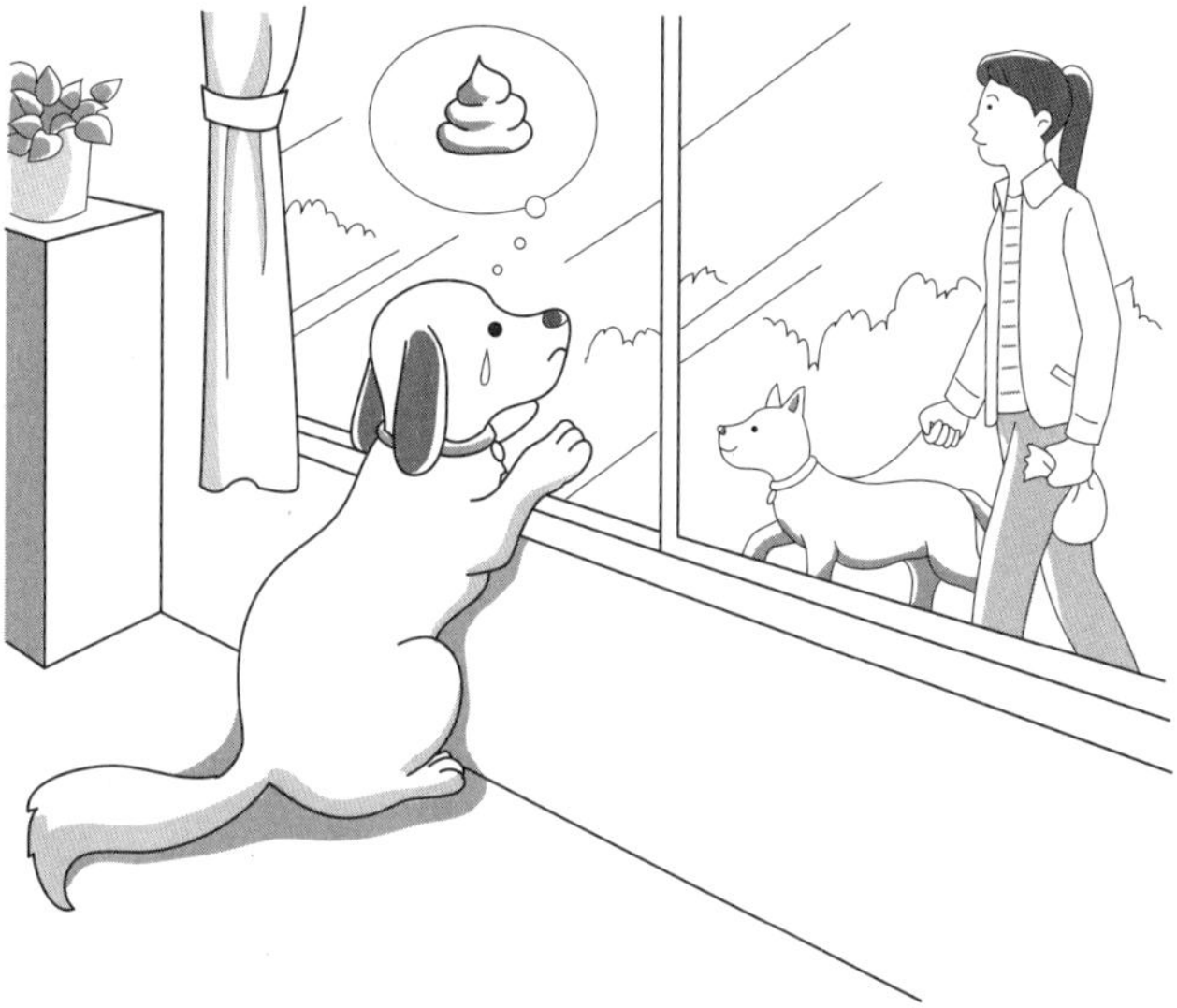

人間の都合で食べさせられるため、それが原因で便秘になり、そこから痔の症状が発症したりするのです。つまり、「自然の生活リズムから外れること」こそが痔の原因ではないかと思うのです。

もちろん、人間だって同じことです。過剰にストレスをためたり、「自然の生活のリズムから外れること」が、痔の大きな原因になっているのです。

飼い犬や動物園の動物たちを痔から救うためには、まず人間が「自然の生活のリズムに合わせること」が必要なのかも知れませんね。

軽度の内痔核治療

内痔核は症状の度合いによってⅠ度からⅣ度までの四段階に分類されます。

Ⅰ度は排便時に出血するが、痔核は脱出しません。Ⅱ度は排便時に脱出し、その後は自然に元に戻ります。Ⅲ度は排便時に脱出したまま、手で押し込まなければ戻らない状態で、Ⅳ度だと排便に関係なく、常時脱出しっぱなしになってしまいます。

「ジオン注」の適応は、あくまでも痔が進行した第Ⅲ～Ⅳ度の症状の場合です。基本的に第Ⅰ～Ⅱ度の内痔核の治療は、患部を切除せずに治療する**保存療法**です。保存療法では、日常生活の改善を中心に、補助的に坐薬や軟膏などの外用薬を使用します。

日常生活で注意する点は、便通を整える食生活を心がけ、肛門を常時清潔にしていれば、ほぼ問題ありません。くわしくは第3章（67ページ）をご覧ください。

坐薬や軟膏などの外用薬には、出血、痛み、腫れを抑える成分が含まれています。ほかに外用薬は、肛門に挿入されたあとに溶けて肛門内を覆うことで、排便の際に潤滑油となって肛門の負担を軽くします。

しかし、痔核が進行して出血を繰り返す第Ⅰ～Ⅱ度の場合、これまでは、５％石炭酸アーモンド油（パオスクレー）という薬剤による注射硬化療法（24ページ参照）を適応してきました。しかし、パオスクレーは、１～２年で効果が切れ、再発してしまうというデメリットがありました。

そこで、最近は、ジオン注の効果が高いことを認め、当院では第Ⅰ～Ⅱ度の場合でも、出血が続き、希望される患者に対しては、ジオン注を使った治療をしています。

裂肛の主な原因は便秘

俗に**切れ痔**、**裂け痔**を医学的には**裂肛**《れっこう》といいます。

症状は出血と痛みです。出血量はあまり多くなく、紙に数滴ついたり、便に筋状に付いている程度です。

裂肛になりやすいのは肛門の後ろ側で、傷口は小さく見えても実際には深く、排便時に激痛を伴う場合もあります。また、便に含まれている細菌に感染してしまう危険性もあります。

裂肛は、20歳～30歳代の若い人たちに多く見られます。肛門括約筋が強く、粘膜に張りがあるので、便が硬いと肛門が切れやすいからです。一方、お年寄りはえてして肛門括約筋が緩んでいるため、少々便が硬くてもすんなり排便できることから、裂肛になりにくいのです。ですから、切れ痔や裂け痔になるということは、若い証拠と考えてもいいのかもしれません。

裂肛を引き起こす原因の多くは**便秘**です。硬い便を無理やり出そうとして、肛門の縁が切れたり、裂けたりするわけです。ですから、男性よりも便秘になりやすい女性に多く見られるのも特徴です。そのほか、便の中に混じっている未消化物などが、肛門を傷つけるケースもあります。

排便のたびに感じる痛みが嫌で排便を避けるようになると、便がますます硬くなり、結局は症状を悪化させてしまうという悪循環が生じます。

ところが、こうした痛みは排便時とその後数分間だけで治まるため、放置してしまうケースも多く、慢性化している人も少なくないようです。

裂肛の治療は、肛門潰瘍などの合併症を起こさない限り比較的簡単で、慢性化していなければ、手術は必要ありません。肛門の粘膜は口の中の粘膜と同じですから、切れてもすぐに再生します。浅い傷なら、上皮が張れば１～２日で治ってしまうこともあるのです。

裂肛の治療はまず食事の見直しを

痔核と同様に、裂肛の場合も、症状の進み具合によって治療法が変わります。

ごく初期、あるいは急性の場合には、切らない治療法と保存療法が用いられます。裂肛の最大の原因は、便秘による硬い便です。そこで、便秘を解消するために、まず食生活を見直す必要があります。

だからといって、消化の良いものばかりを食べたり、食事の量を減らしても便秘は解消しません。むしろ、便秘をひどくしてしまいます。便を軟らかくするためには、食物繊維を豊富に含んだ食べ物と水分を十分に取ることが肝心。また、入浴や座浴によって、患部を清潔に保つことも大切です。

ですが、それ以前にまず、インスタント食品や外食に偏ったり、夜更かしや過度のダイエッ

ト など「自然の摂理」に逆らった生活習慣を改めることが第一です。

こうした生活療法を続けながら、同時に薬を用います。便を軟らかくして排便を楽にする内服薬や、排便時の痛みを抑えるための塗り薬、肛門に注入する軟膏やゼリーなどです。

しかし、裂肛の症状が進むと、傷口が潰瘍化して肛門が狭くなり、排便時の苦痛が増します。その痛みのせいで肛門の括約筋がけいれんを起こし、いっそう痛みがひどくなります。

このような場合は、**肛門拡張術**という治療を行います。麻酔をした上で肛門に指を入れ、狭くなった肛門を前後左右にゆっくりと広げていくというものです。外来での治療も可能です。

しかし、完治したあとでも便秘などで硬い便が続くと、再び同じ場所が切れてしまいます。それを防止するには、油断せずに便を軟らかく保つための生活習慣を守ることが肝心です。

手術が必要な慢性裂肛

裂肛はもともと便秘がちの人が多いせいか、一度治療してもまた切れてしまい、慢性化することがあります。慢性裂肛になると、患部に見はりいぼや肛門ポリープが発生し、保存療法では治りません。こうなると手術療法が必要になります。

裂肛の手術療法は、**側方皮下外括約筋切開術＋結紮切除術**と**皮膚弁移動術**の2種類です。

側方皮下外括約筋切開術＋結紮切除術は、肛門の側方を切開して肛門を広げ、患部のイボやポリープを切除するものです。

皮膚弁移動術は、イボやポリープを切除後、裂肛部分の括約筋を切開して狭窄を解除し、これを縫合後、縫合部の外側に皮膚弁を形成してこれを肛門内へ移動するものです。

どちらも、裂肛の傷の治癒と**肛門狭窄《きょうさく》**の解消を目的としています。

側方皮下括約筋切開術+結紮切開術

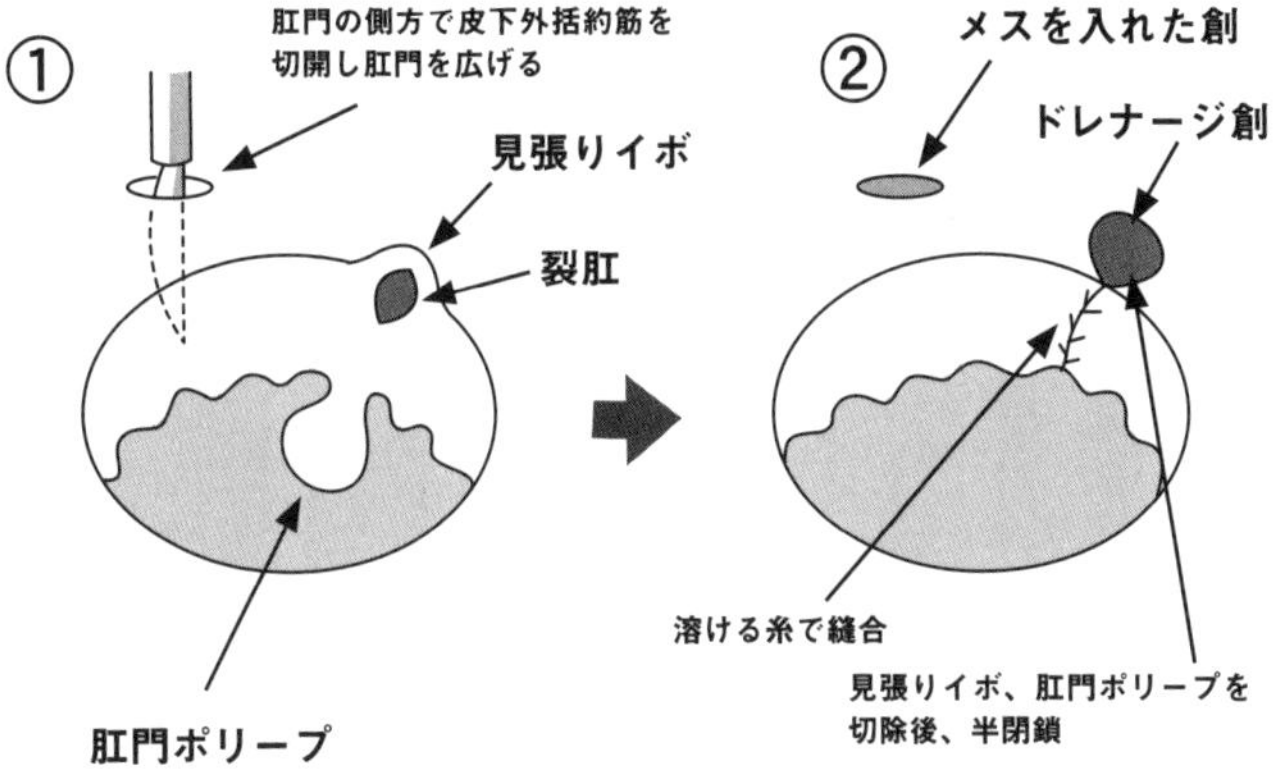
①
肛門の側方で皮下外括約筋を
切開し肛門を広げる
見張りイボ
裂肛
肛門ポリープ
②
メスを入れた創
ドレナージ創
溶ける糸で縫合
見張りイボ、肛門ポリープを
切除後、半閉鎖

皮膚弁移動術

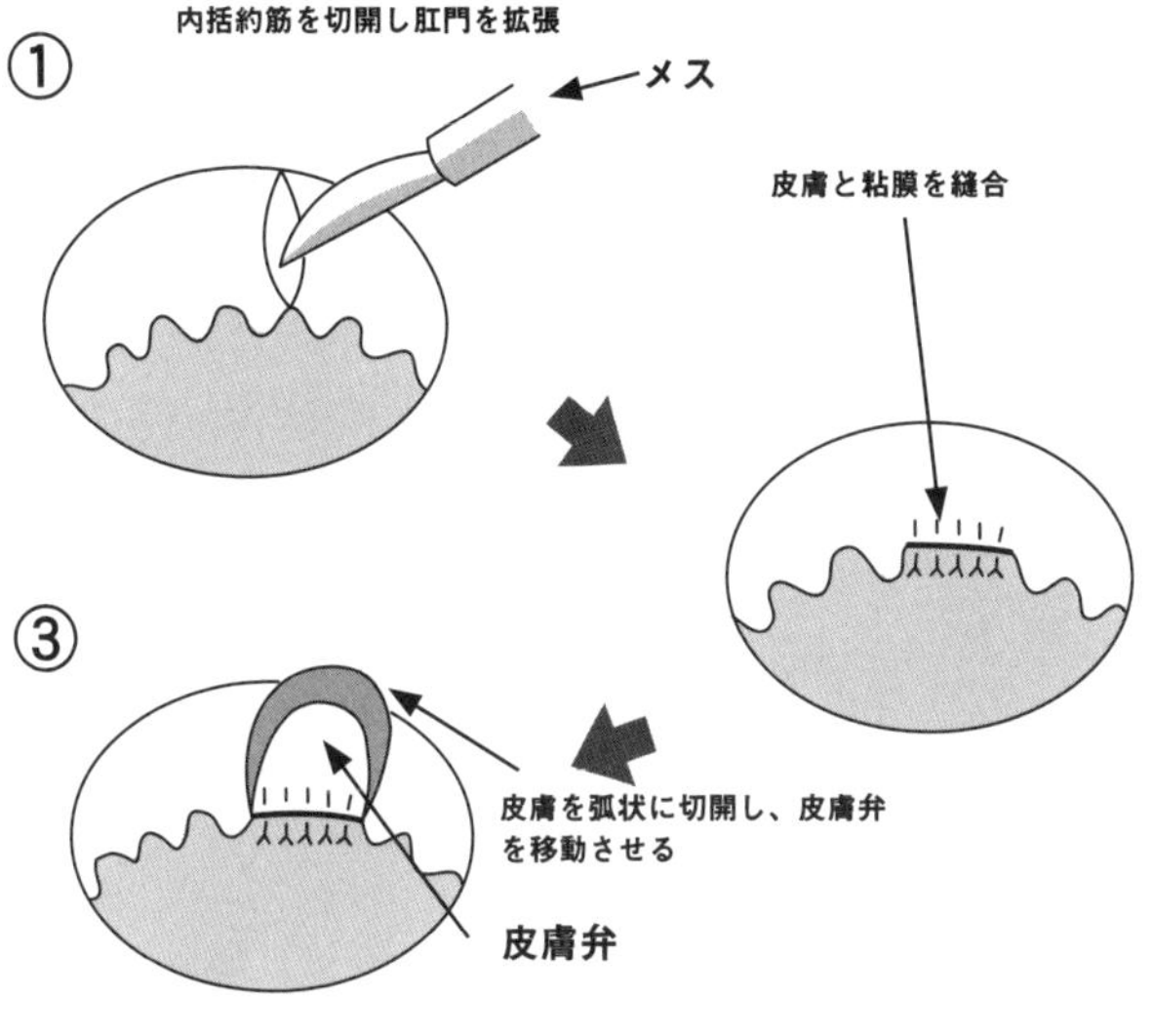
内括約筋を切開し肛門を拡張
①
メス
皮膚と粘膜を縫合
③
皮膚を弧状に切開し、皮膚弁
を移動させる
皮膚弁

痔瘻は肛門の細菌感染

痔瘻《じろう》は俗称**あな痔**と呼ばれ、細菌の感染により直腸や肛門が化膿しておきる病気です。女性に多い裂肛とは違って、青年期から中年期の男性に多く見られるのが特徴です。

痔瘻の多くの原因は、**下痢**です。疲労や病気などで体の抵抗力が落ちているときに、肛門のくぼみ（肛門小窩《しょうか》）に軟らかい下痢便が入り込むと、大腸菌などの細菌によって肛門小窩につながっている肛門腺が炎症を起こし、化膿することがあります。この炎症が直腸や肛門周囲にまで広がり、膿がたまることを**肛門周囲膿瘍《のうよう》**といい、痔瘻の前段階です。

肛門周囲膿瘍になると、肛門周囲の皮膚が赤く腫れ上がり、常時激しい痛みを感じ、悪寒《おかん》や38～39℃程度の高熱を伴うこともあります。

肛門周囲膿瘍の治療は、皮膚切開で膿を出します。自然に破れることもありますが、膿が

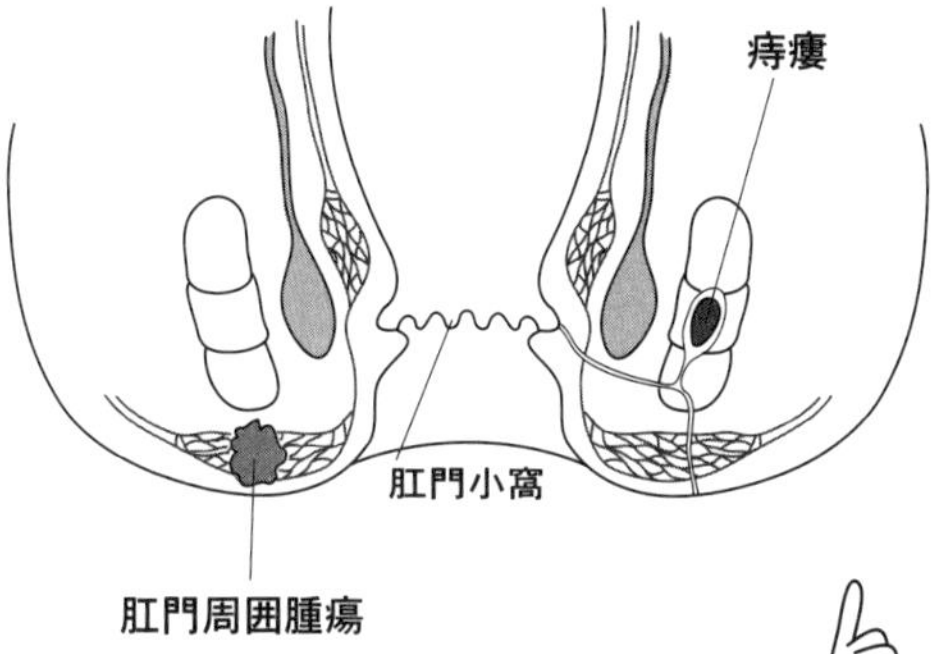

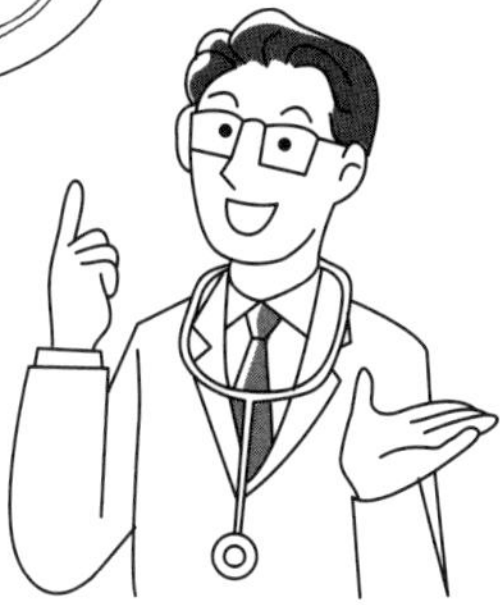

出れば腫《は》れも痛みも治まり、そこで治癒する場合もあります。

しかし、残りの多くの患者は、膿が出たあとに、肛門小窩《しょうか》から膿の出口を結ぶ管を形成します、この管が痔瘻です。

痔瘻になると、それほど痛みを感じなくなり、下着を汚していた膿も次第に出なくなって、一見治ったかのように思われます。

しかし、これは膿の管がふさがってしまっただけで、またしばらくすると肛門周囲膿瘍になり激しい痛みに苦しめられ……という悪循環になるのです。

痔瘻も手術が必要

痔瘻の状況は、火山の噴火に似ています。肛門周囲膿瘍が噴火で、噴出するマグマが膿、噴火後に残される空洞やトンネルが痔瘻といったところです。たびたび小噴火を繰り返しては、新しい噴火口やトンネルを形成します。いったん膿が出尽くして、痛みが始まったときには、また管ができたと思ってください。こうした痔瘻は手術しなければ治りません。

痔瘻は、10年以上放置すると、まれに「がん化」することもあります。「発熱を伴う肛門の腫れや痛み、膿で下着が汚れる」などの症状があったら、早めに専門医を受診し、適切な処置を受けてください。

痔瘻の手術は、膿の管を入口から出口まで切開し解放する**切開解放術**が基本となります。術後は下から肉が盛り上がり、自然に治るのを待ちます。ですが、この方法だと膿の管の通り方や、管の位置によっては括約筋を大きく傷つけてしまうことがあります。括約筋の損傷が激しくなると、肛門の締まりが悪くなって便が漏れたり、まれに肛門が変形することもあります。

そこで、最近では肛門括約筋を傷つけないようにする**括約筋温存術**を適用することが多くなっています。

膿の管が複雑な通り方をしていたり、患部が体の奥深くにある場合のほか、浅い場所にある単純な痔瘻でも、管が肛門の側方（体の側面）や前方（腹側）を走っている場合は、この方法が選択されます。

入院期間は、10日～２週間ほどになります。

痔瘻と間違いやすい疾患あれこれ

痔瘻と間違えられやすい疾患に、肛門の周りの皮膚に細菌が侵入、感染を起こして化膿し、治りにくくなっている皮膚病がいくつかあります。

まず**癤**《せつ》と呼ばれる病気は、俗にいうおできのこと。おしりは汗をかきやすく、毛穴や脂を分泌する皮膚腺などから細菌が侵入しやすいため、化膿してしまうのです。自然に治ることも多いのですが、あまり痛みが激しいときは、切開すればすぐに良くなります。

粉瘤《ふんりゅう》という病気も、おしりの周囲にできて膿を排出することから、痔瘻と間違われやすい皮膚病です。毛穴の出口に脂肪やコレステロール、老廃物が詰まることなどで化膿します。小指の先から握り拳大ほどの袋ができ、膿の貯留や排膿を繰り返します。治療は、膿の袋を切除する手術が必要です。

　また、肛門周囲にある汗腺の一つであるアポクリン腺が炎症を起こして、その炎症が皮膚にまで広がって慢性化し、皮膚がゴツゴツと厚くなるのが**膿皮症**の症状です。ゴツゴツした皮膚の下には、トンネルのように道ができて、膿がたまっていることから複雑痔瘻と間違われることがあります。治療は、化膿している部分の皮膚だけを切開したり、切り取ったりする手術を行うのが一般的ですが、患部が広範囲に及んでいる場合には、患部周囲の皮膚まで大きく切除して他の部分の皮膚を移植する植皮術が行われることもあります。

　これら3つの病気は、いずれも痔瘻とまったく別の皮膚病で、肛門とはまったく無関係の疾患です。

過去の治療の後遺症にお悩みの方へ

ホワイトヘッド法とは、痔と一緒に肛門の全周を切り取ってしまい、直腸粘膜と肛門の縁を縫い合わせるという手術方法です。再発の可能性が極めて低いので、以前は痔核手術の主流となっていましたが、現在はほとんど行われていません。

その理由として、長い手術時間、多量の出血、排便による感染防止のため術後絶食を余儀なくされる、術後の我慢できないほどの激痛など、患者の負担が非常に大きいというのもありますが、それ以上に大きな問題となっているのがその後遺症です。

ホワイトヘッド法は、肛門の全周を切除してしまうため、術後は、肛門の正常な働きができなくなります。そのせいで、排便コントロールがうまくいかなくなってしまうのです。また、おしりの感覚が鈍くなることで、便意が起こりにくくなったり、逆に下痢のときは漏らしてしまうこともあります。

さらに、つなぎ合わせた直腸の粘膜が、数年後肛門の外に飛び出して、ちょうど直腸粘膜脱と同じようにおしりがべたつき、肛門周囲に湿疹ができることもあります。

また、縫い合わせた個所が一部でも外れたり、化膿したりすると、炎症が全体に広がり、治ったあとの肛門が狭くなることもありました。

現在では、こうした後遺症を治す手術方法もあるので、後遺症に悩まされている方は、ぜひ一度専門医で受診してください。

第3章

健康な生活はおしりから

国本正雄

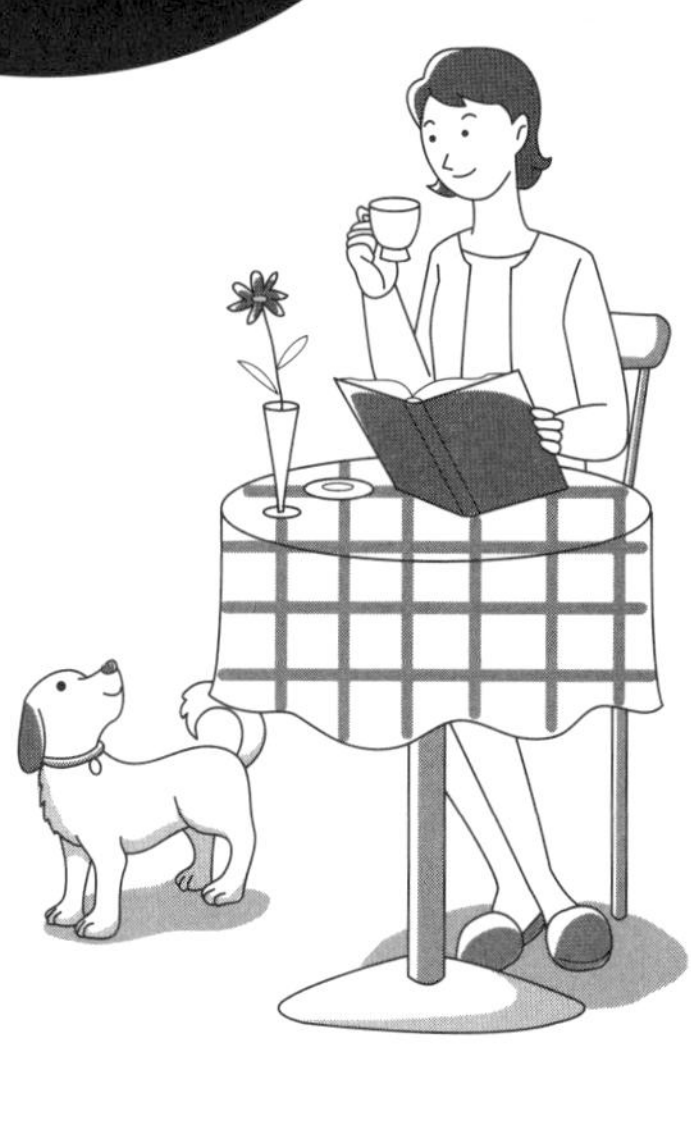

痔の「予防医学」

我が国の国民医療費は、どんどん上がっています。平成14年10月の健康保険法の改正により国民の自己負担額が実質値上げになったほか、平成15年4月から、サラリーマンの健康保険の自己負担が2割から3割になりました。さらに、今後の高齢社会の進行で、ますます国民一人当たりの医療負担は増えていくことでしょう。このままではおちおち診療も受けられません。

そこで、にわかに脚光を浴び始めたのが「予防医学」という言葉です。

これは、「病気になってから治療する」のではなく、「病気にならないようにしよう」という考え方です。

では、具体的にどうすればいいのかというと、「生活習慣を見直し」「体内の自然治癒力を高める」ことです。これは皆さんがそれぞれやっていただくことで、医師はそのアドバイスをする形になります。

この考え方は基本的にどの病気にも共通です。ただ、病気にもいろいろ性質があり、もちろん皆さんの体質もそれぞれ違います。

本章は「痔の予防医学」というテーマにしぼって、お話を進めていきます。

私は、痔の根本的原因は、その人の生活習慣にあると考えています。逆に言えば、生活習慣の改善によって痔は治ることがありますし、痔を予防できるわけです。

痔主でない方は痔にならないように、痔が完治した方は再発しないように、本章をご参考に「痔主にならない生活」を送っていただけることを祈ります。

国本　正雄

便秘は痔の大敵

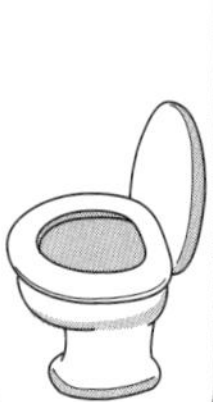

多くの女性を悩ます**便秘**。当院がＯＬ５１０人を対象に行った調査によると、20代の２５８人のうち約60％が「便秘」「便秘気味」と回答しました。

便秘の原因はさまざまで、「無理なダイエット」「ストレス」「朝食抜きによる排便リズムの乱れ」「便意の抑制」などがあげられます。どれも、特に若い女性にとっては思い当たることがあるでしょう。

便秘は、痔と深い関係があります。

便秘になると便が硬くなるため、普段の何倍もいきまなければなりません。**痔核**は腹圧によって発生しますが（18ページ参照）、いきむ力が強くなれば、その危険性が高くなるわけです。さらに便秘が繰り返されれば、痔核から出血したり、痔核が肛門の外に飛び出すよう

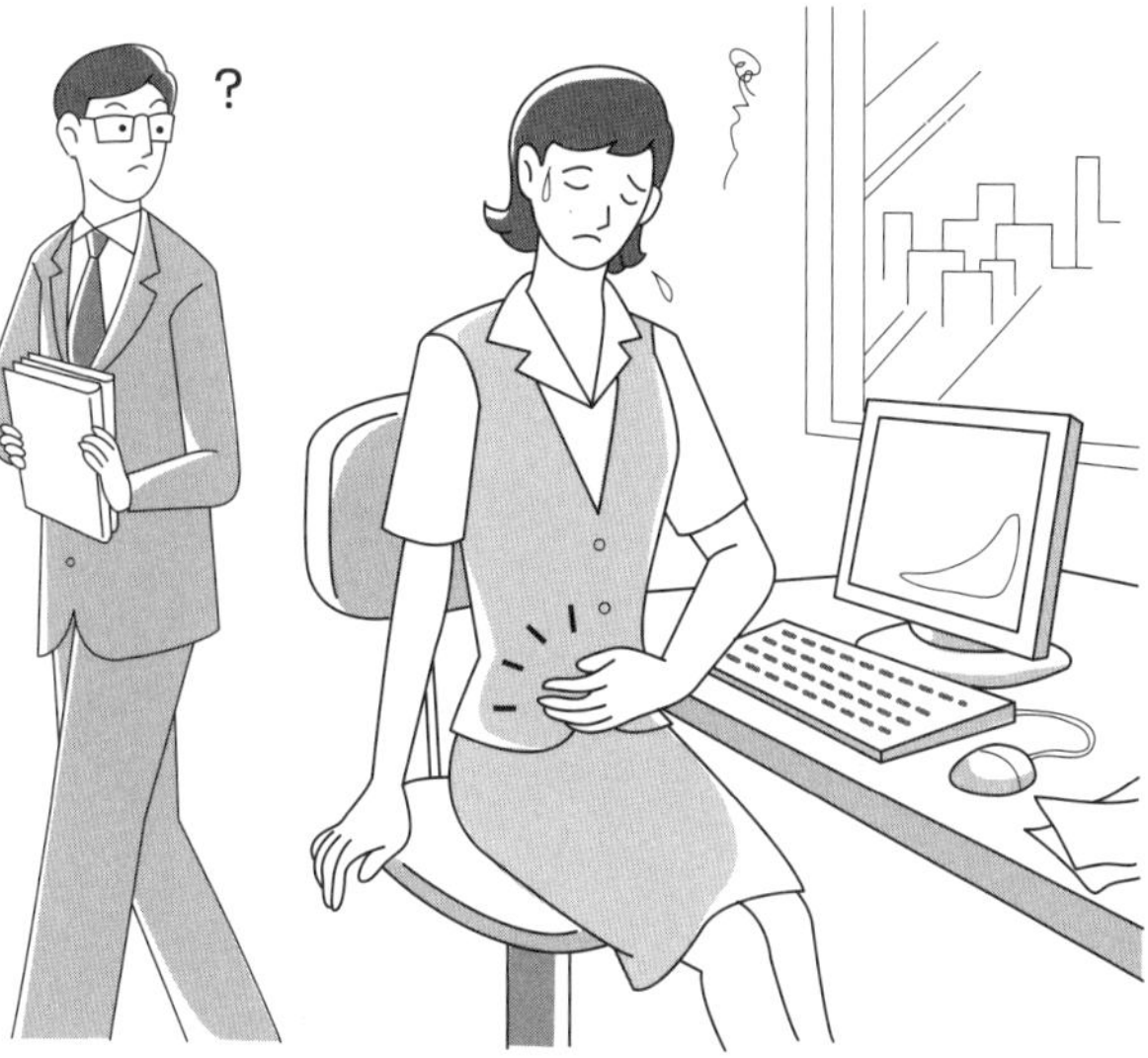

になります。

それ以外にも、硬い便を無理に押し出すと、肛門が裂けて**裂肛**《れっこう》になります（54ページ参照）。また、肛門や直腸の粘膜が傷つけられて炎症を起こすと、**肛門潰瘍**《かいよう》や**痔瘻**《じろう》になる場合もあります。

このように便秘は痔の大敵です。便秘を予防するには、まず生活環境と食生活を整えることが肝心です。

ほかにも便秘は、**吹き出物**、**心臓病**、**脳卒中**、**心筋梗塞**などの原因になります。

下痢も痔の大敵

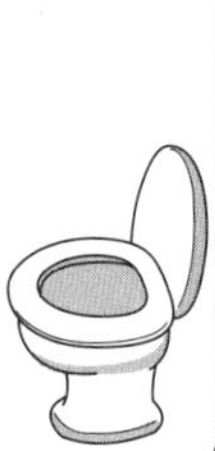

下痢は、便秘のようにいきむわけではないし、硬い便で肛門を傷つけるわけでもないので、一見痔と無関係のように思われるかも知れません。しかし、下痢も痔の大きな原因となっているのです。

下痢になると、肛門の括約筋がいつも緊張している状態のうえ、何度もトイレに行かなくてはなりません。排便姿勢をとるたびに、肛門は鬱血《うっけつ》します。つまり、鬱血が治まる暇がないのです。

また、水のような便が激しい勢いで肛門を通過するため、その刺激で肛門が切れ、裂肛を引き起こします。

さらに、下痢は肛門小窩《しょうか》にカスを残し、痔瘻《じろう》の原因にもなります（60ページ参照）。

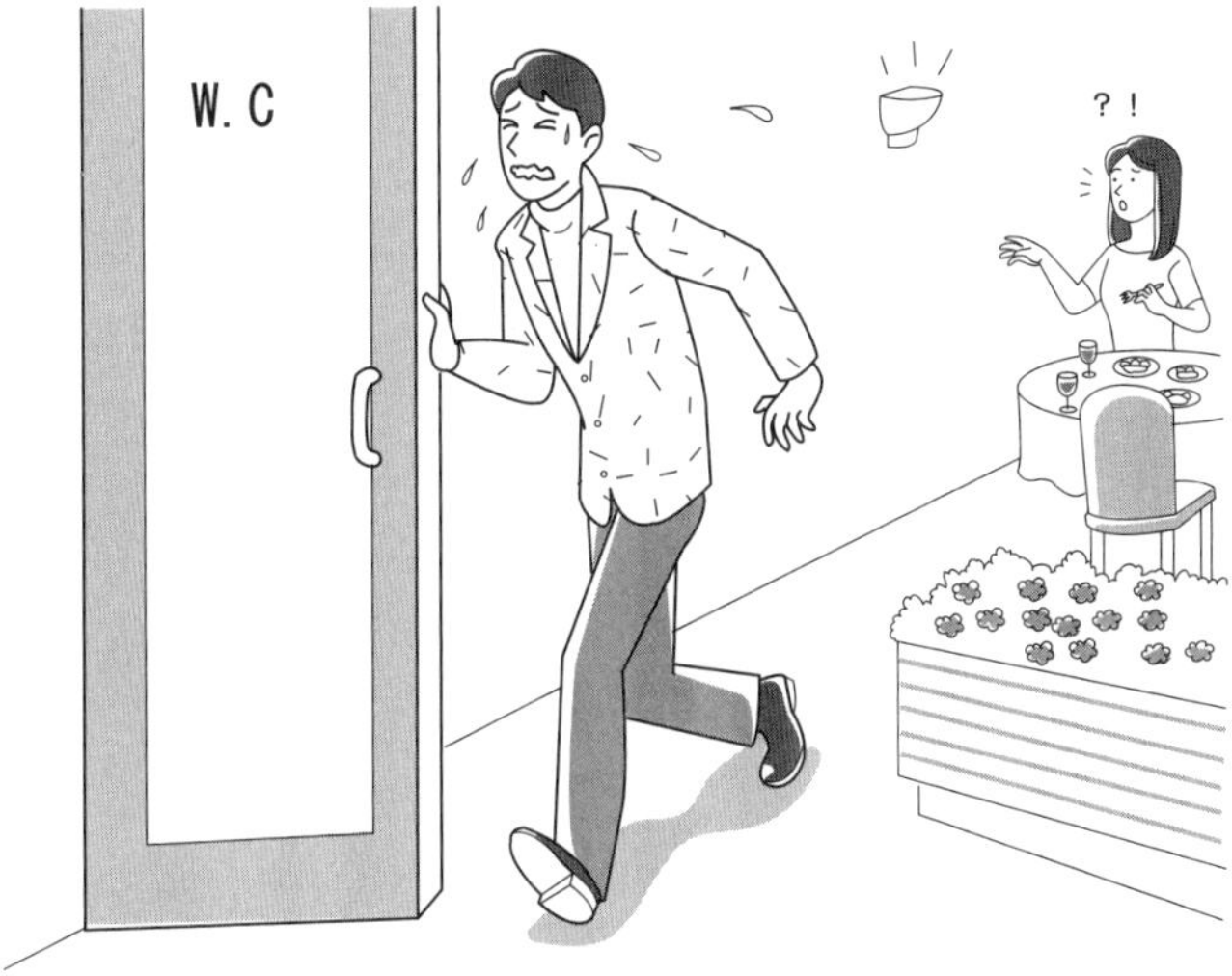

下痢の症状は、**急性**と**慢性**に大別されます。急性の下痢は、赤痢や食中毒など細菌やウイルスなどの感染、暴飲暴食、寝冷え、特定の食品に対するアレルギー反応のほか、ストレスや疲労で起こるケースもあります。絶食と水分補給をし、食事に注意すれば治ることが多いですが、感染症の場合は医師の診察が必要です。

慢性の下痢は、ストレスや精神的な疲労が原因の場合と、消化器系の病気が原因の場合があります。治療は、まずは病院で診察を受け、原因を確かめた上で、体調を整えたりストレスを解消することが大切です。

肛門の健康を守る食物繊維

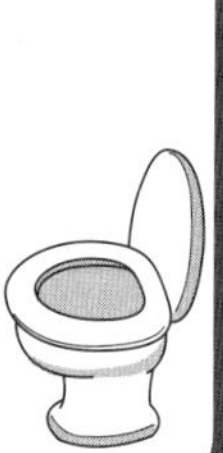

食物繊維は海藻やキノコ、穀物などに多く含まれる成分で、人間の消化器では消化されず、便と一緒になって排出されます。この食物繊維が、肛門の健康を守る大きな働きをします。

食物繊維を多く含む食品は、便のかさを増し、便秘を予防してくれます。便秘が解消されれば、便秘が主な原因となる裂肛も解消されるわけです。

食物繊維は、心臓病や糖尿病予防によいと言われています。また、摂取量が極めて少ないと、大腸がんのリスクとなるかもしれません。

食物繊維には、それ以外の働きもあります。

腸内細菌は、**善玉菌**と**悪玉菌**に分かれています。善玉菌は体にとって有用な働きをする菌で、腸内に善玉菌が多いと、腸の働きは正常で便通もよくなります。一方、悪玉菌は体に害

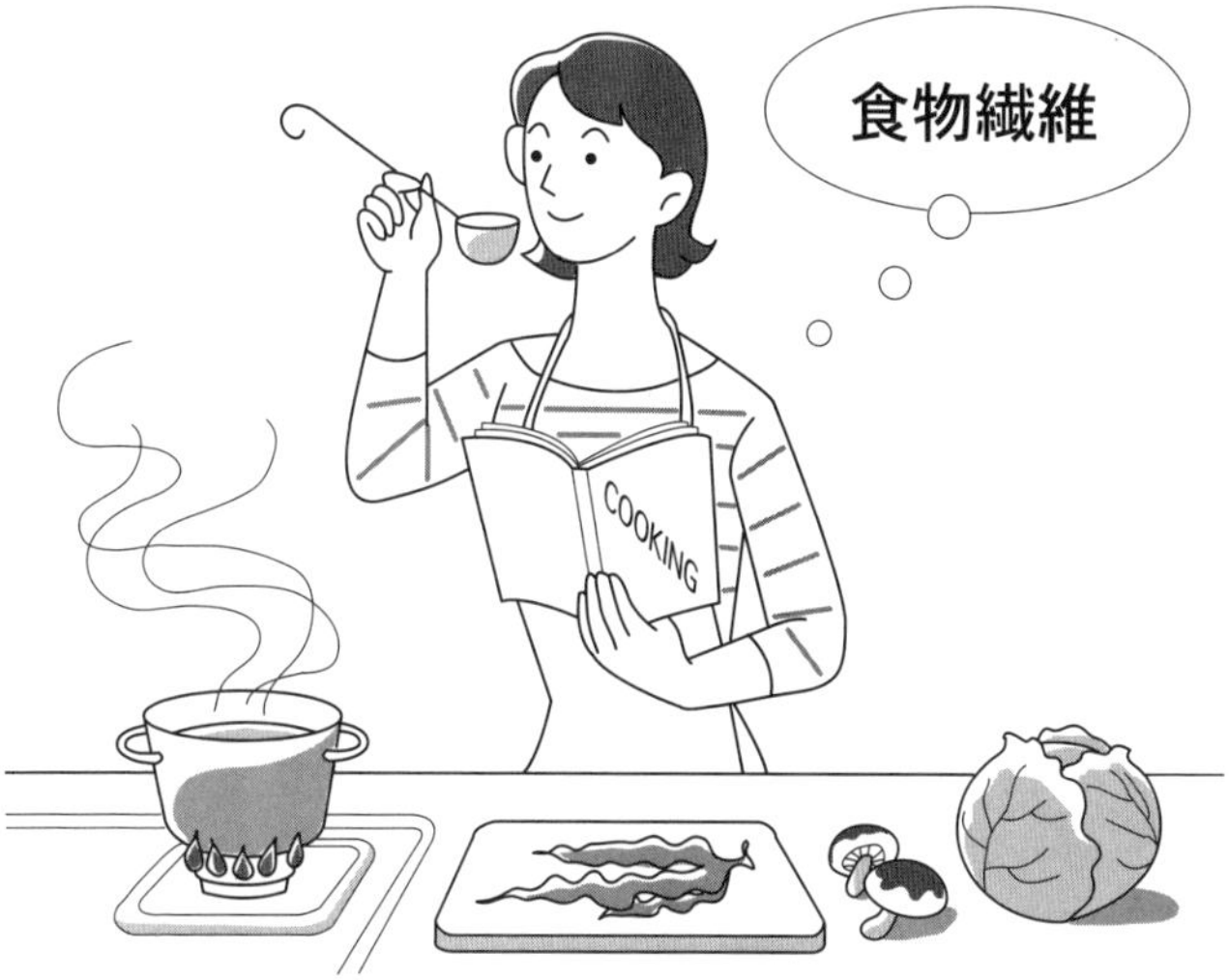

を及ぼす菌で、腸内に悪玉菌が繁殖すると、腸の働きが乱れます。

ですから、健康な腸にするためには、腸内の善玉菌を増やす必要があります。その善玉菌の代表が**ビフィズス菌**です。最近では、ビフィズス菌入りの飲料や食品で簡単に摂取することができますが、ビフィズス菌自体の寿命が短いため、毎日続けて摂取しなければなりません。そこで効果的なのが、腸内でビフィズス菌に餌を食べさせ、数を増やす方法です。食物繊維は、善玉菌の餌にもなるのです。

食物繊維は、１日に最低でも20〜25g摂取するのが望ましいとされています。しかし、このところ日本人の平均食物繊維摂取量は年々減り続けており、現在は16～17g程度です。これは肉食中心の欧米型の食事が浸透しているためです。

腸内環境を改善すれば便秘がなくなり、便秘がなくなれば裂肛がなくなります。食生活の改善だけで、病気が防げるのです。おしりのトラブルにお悩みの方にとって、肉食中心の食生活の改善は急務と言えるでしょう。

ただし、下痢の人は食物繊維は控えなければなりません。食物繊維は消化できないので、かえって下痢を長引かせてしまう危険性があります。ご注意ください。

食物繊維の多い食事

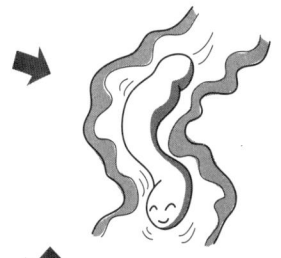

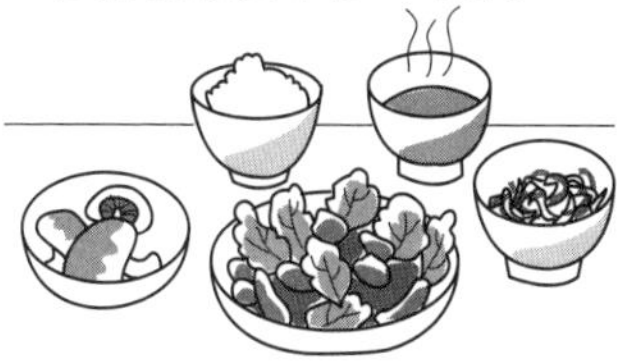

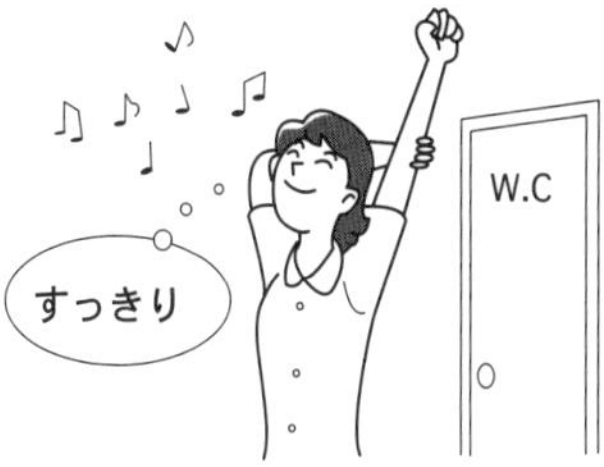

便の量が増え
蠕動運動が活発になる

食物繊維の少ない食事

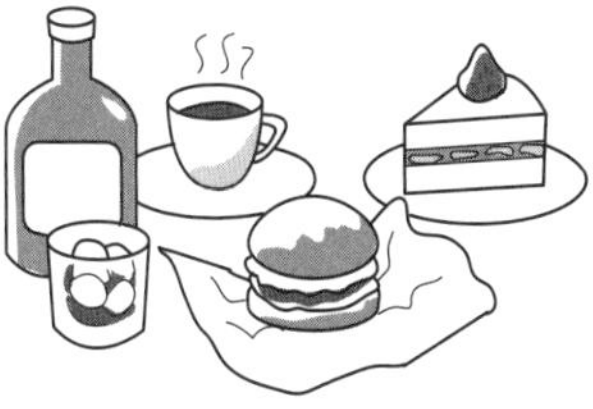

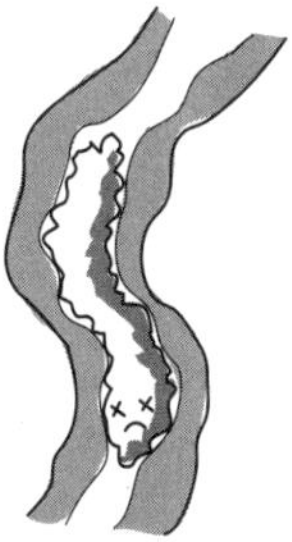

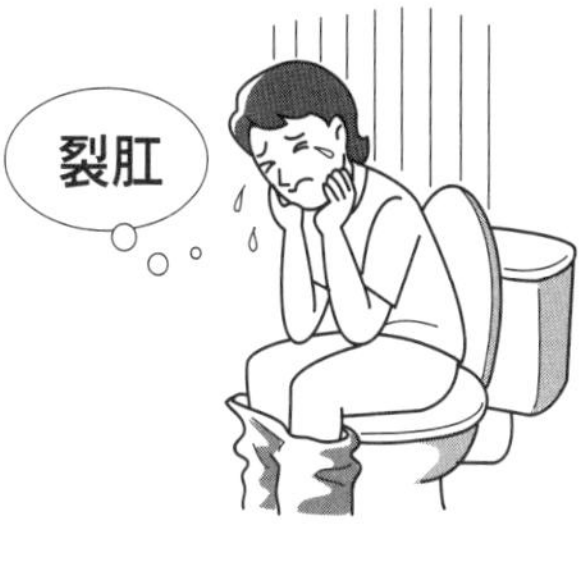

便の量は少なく、腸管
は緊張が高まりきつく
締める

くさいウンチは健康の危険信号

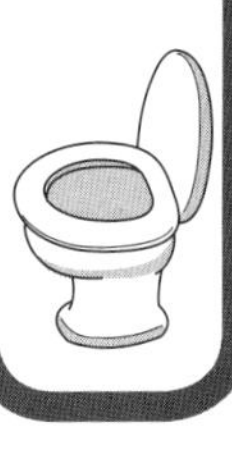

ウンチはくさいものですが、そのせいで小中学生がトイレに行くのを恥ずかしがって便秘になったり、家庭でお父さんの権威が失墜してしまったりするのだから、笑い話ではありません。「ウンチがくさいのは当然だ」とおっしゃる方もいるでしょうが、実は当然というわけではないのです。

例えば、生まれたばかりの赤ちゃんのウンチはくさくありません。これはなぜかというと、**腸内細菌**の影響なのです。生まれたばかりの赤ちゃんの腸内は、ほとんどが善玉菌です。善玉菌によって腸内が支配されているため、悪臭の原因となる**インドール**、**スカトール**という成分が生成されないのです。

腸内細菌は年齢と共に善玉菌であるビフィズス菌が減少し、**ウエルシュ菌**や**大腸菌**などの

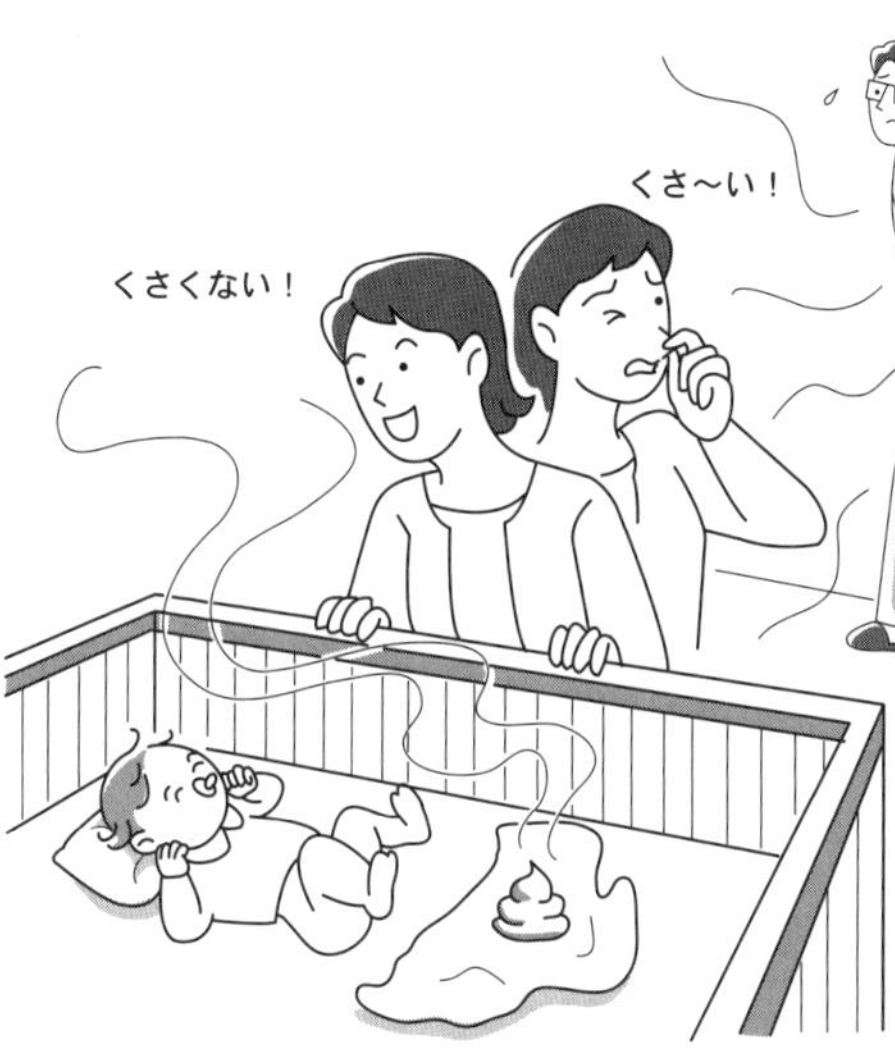

悪玉菌の割合を増やしていきます。悪玉菌は積極的にインドールやスカトールといった悪臭成分を生成するため、ウンチがくさくなるのです。

しかし、悪玉菌が増える理由は加齢だけではありません。この悪玉菌は、タンパク質や脂肪の多い食事、ストレス、暴飲暴食などによっても増加するのです。つまり、ウンチがくさいのは悪玉菌が腸内に繁殖していることを教えてくれているのです。

ウンチがくさくなったら、まず自分の食生活とストレスなどを見直してみてください。

運動のすすめ

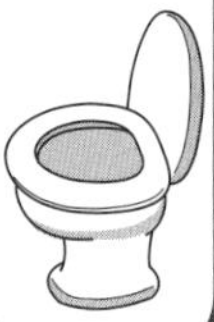

一般的に「スポーツ選手に痔は少ない」と言われます。これにはれっきとした根拠があるのです。

適度な運動は、腸の蠕動《ぜんどう》運動を活発にし、便を押し出すのに必要な腹筋も鍛えます。また、食欲を増進し、寝付きや寝起きも良くなるので、快便に必要な生活のリズムも自然に作れるようになります。便秘の心配がなくなるので、それにともない痔になる危険性も減るというわけです。

もう1つ、適度な運動によるメリットがあります。運動をすると、全身の血行がよくなり、肛門の鬱血が取り除かれるのです。

ただし、例外もあります。相撲や柔道、サッカーのゴールキーパー、野球のキャッチャーなどは、姿勢そのものからして痔になりやすいと思われます。

また、ゴルフは、ボールを叩く瞬間に肛門に力が入るため、鬱血の危険性が高くなります。

さらに、ウインタースポーツ、特にスノーボードは残念ながら痔にとってはあまりよいスポーツとはいえません。

まず、寒さが血管を収縮させ、肛門に鬱血をきたす原因になります。また「おしり」に負担がかかる姿勢が必要です。特に、初心者の場合は転倒する回数が多く、両足を固定されているために、斜面に腰を下ろす機会が増えて、おしりを冷やす時間が長くなります。

痔の予防には、ウオーキングや水泳など、おしりに負担をかけない全身運動を習慣化するとよいと思います。

便意を我慢しないこと

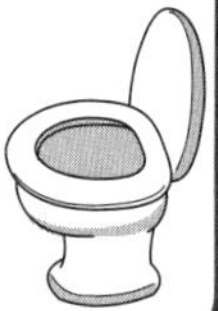

人間の便の排出機能には多くの反射が必要です。胃に物が入ったときに誘発される**胃・大腸反射**、直腸に便がたまることによって誘発される**直腸・結腸反射**、直腸に便が送られることによって誘発される**直腸・肛門反射**などです。この反射によって人間は便意を感じ、排泄をするわけです。

しかし、忙しさにかまけたり、恥ずかしさのあまり便意を我慢したりすると、この反射を支配する神経の活動が鈍ってしまいます。早い話、便意を感じにくくなってしまうのです。それが便秘の大きな原因の1つになっています。

大切なのは、便意を我慢しないことです。

ただし、便秘のときなどに、便意がないのにトイレでいきむのは禁物です。これは、痔を

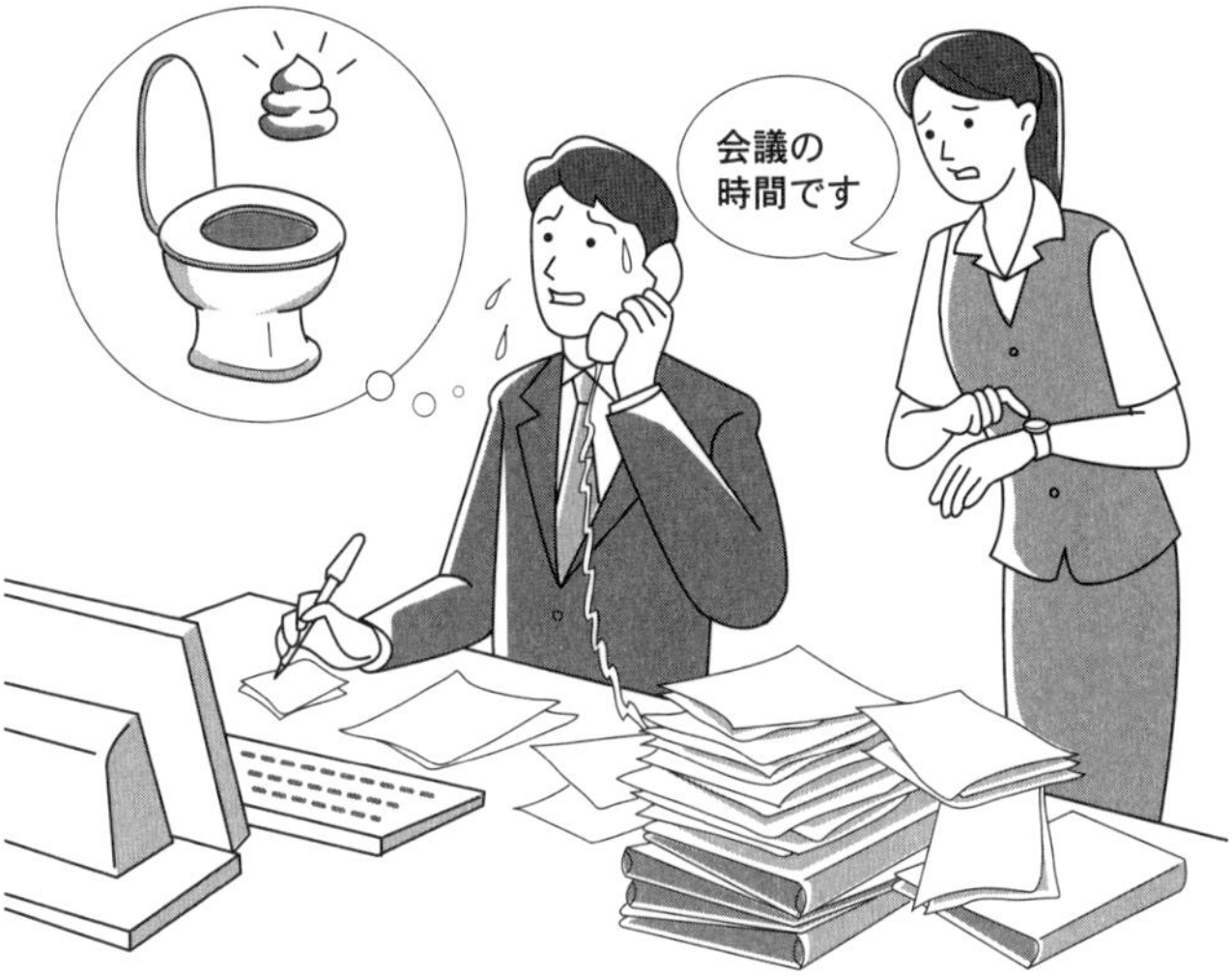

自ら作っているようなものです。

さらに、残便まで出そうと必要以上にトイレで頑張るのもよくありません。

痔にとって一番いいのは、「我慢せず、頑張りすぎず」。これを心がけてください。

余談ですが、食事を流動食や栄養ドリンクで済ませている人が最近増えています。しかし、これらは栄養価こそそれなりなものの、おなかにたまる感覚がないため、便意を誘発できないので、あまりおすすめできません。

痔と闘う自然治癒力

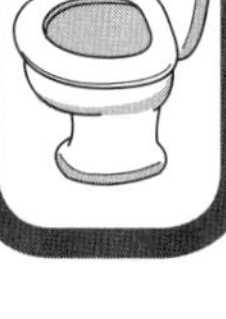

近年、人間が本来持っている**自然治癒力**が見直されてきています。

自然治癒力とは、一般には体内の臓器を円滑に動かすために神経やホルモンに働きかけたり、病原菌や毒素から身を守るために免疫力を高めているものと考えられています。例えば、傷は時間が経てば元通りになるし、風邪は安静にしていれば治ります。これが自然治癒力の働きなのです。そして、痔も決してそれと無縁ではありません。

軽度の痔核や裂肛は**保存療法**（50ページ、54ページ参照）で治りますが、これは自然治癒力のおかげなのです。つまり、自然治癒力を高めるためには、保存療法にあるように、規則正しい生活やバランスの取れた食生活を心がけることが大切なのです。

現代、医学や薬学は急速に進歩し、私たちにとって病院や薬局は欠かせない場所になって

バランスの取れた食生活

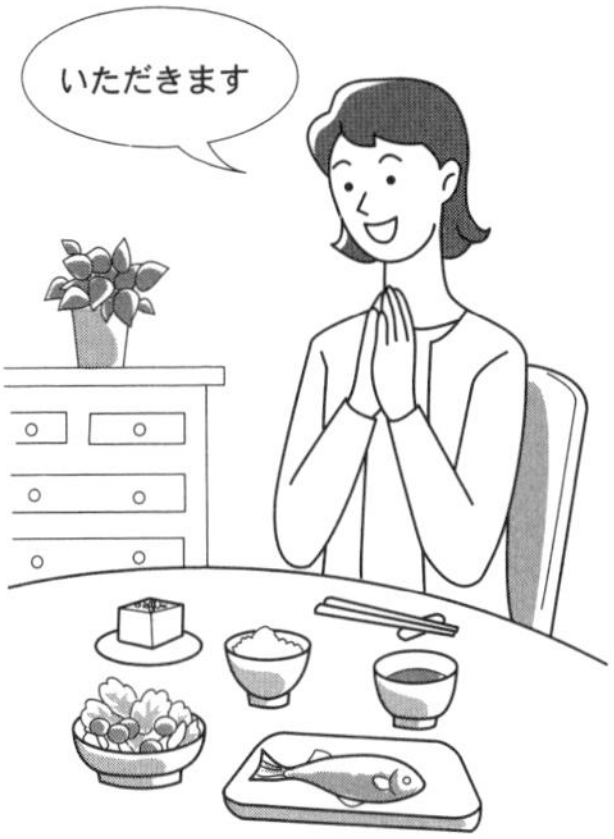

規則正しい生活

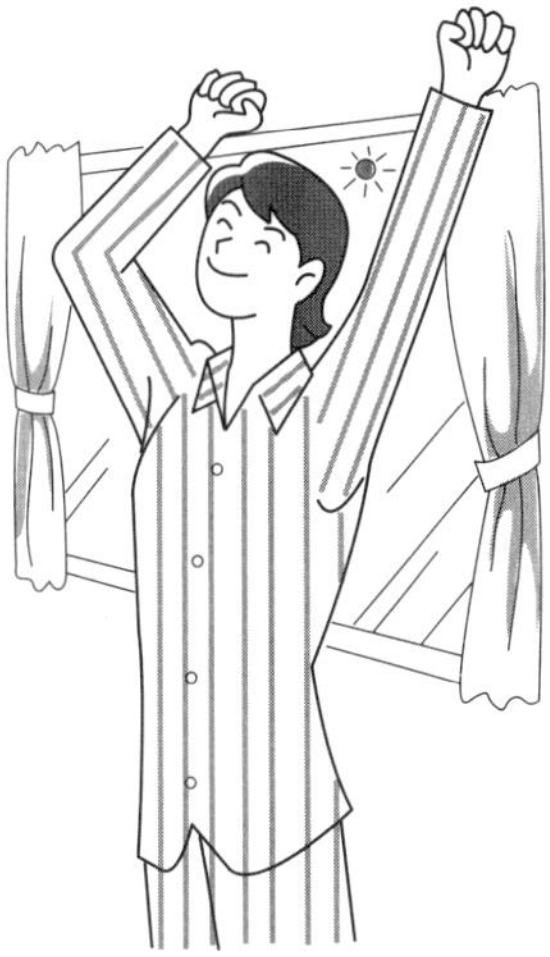

きました。実際、病院に行かないと治らない病気もまだまだたくさんあります。しかし、だからといって、医者や薬に頼りきりなのも問題です。いくら的確な治療、的確な薬を処方されても、体の自然治癒力が低いままだと、治る病気も治らないのです。

私は、進歩した医学の恩恵を受けるのと平行して、人間本来の自然治癒力を高める努力も必要だと考えています。

痔主にならない生活のすすめ

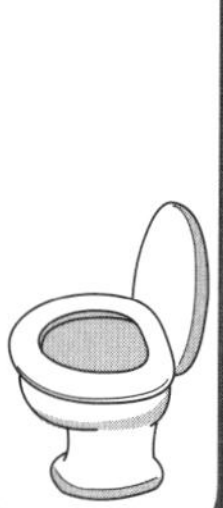

痔は日常の生活習慣で防ぐことができるというのは、これまでお話ししたとおりです。下痢や便秘を防ぐ――つまり、正しい排便習慣を身につけるだけで、痔には勝ったも同然です。以下、これまでにお話ししたこと以外で、日常生活で心がけて欲しいことをまとめてみました。ご参考にしてください。

①おしりを清潔に

痔主の人にとって、排便後おしりを紙で拭くのはつらいものです。実は、おしりを紙で拭くのは便を肛門にすり込んでいるようなもので、衛生的には大変問題があり、痔を悪化させる危険性もあります。

シャワートイレがあれば理想的ですが、最近は携帯用の肛門洗浄器も市販されています。シャワートイレは洗浄中に肛門を刺激し、残便も防いでくれます。

また、**入浴**は痔にとって最善の治療法です。おしりを清潔にするだけでなく、全身の血行がよくなり、鬱血を和らげます。ただし、熱すぎると逆効果なので、ぬるめのお湯に長時間入るのがおすすめです。

②長時間同じ姿勢でいない

デスクワークの方や、タクシーや長距離トラックのドライバーなど座りっぱなしの仕事だったり、ウエイトレスやガードマンのような立ちっぱなしの仕事などをしている人は、どうしても痔になる危険性が高くなります。長時間同じ姿勢でいることによって、肛門に力が入り鬱血するからです。

それが仕事の場合、そうそうやめるわけにはいかないので、せめて休憩時に軽く**体操**などをすることで、肛門をリラックスさせてください。もちろん、仕事の後は入浴でおしりをいたわるのをお忘れなく。

③刺激物に注意

唐辛子などの香辛料や、激辛料理は痔のときは控えたほうがいいです。香辛料は消化されないので、排便のときに患部を刺激し、耐え難い痛みに襲われます。

お酒、つまりアルコールは、神経を麻痺させ血行をよくします。しかし、多量の飲酒で血行がよくなるのは肛門部の動脈ばかりで、静脈の働きはそれに追いつきません。それが鬱血の原因になってしまうのです。また、ほどほどの飲酒は便秘の解消になりますが、飲み過ぎると下痢の原因にもなりますので、気をつけてください。

あとは、これまで申し上げた「**食生活の改善**」「**排便習慣の改善**」「**適度な運動**」などで、かなり痔のリスクは軽減できます。皆さんも、「**痔主にならない生活**」をぜひ、心がけてください。

第4章

肛門科は怖くない

国本正雄

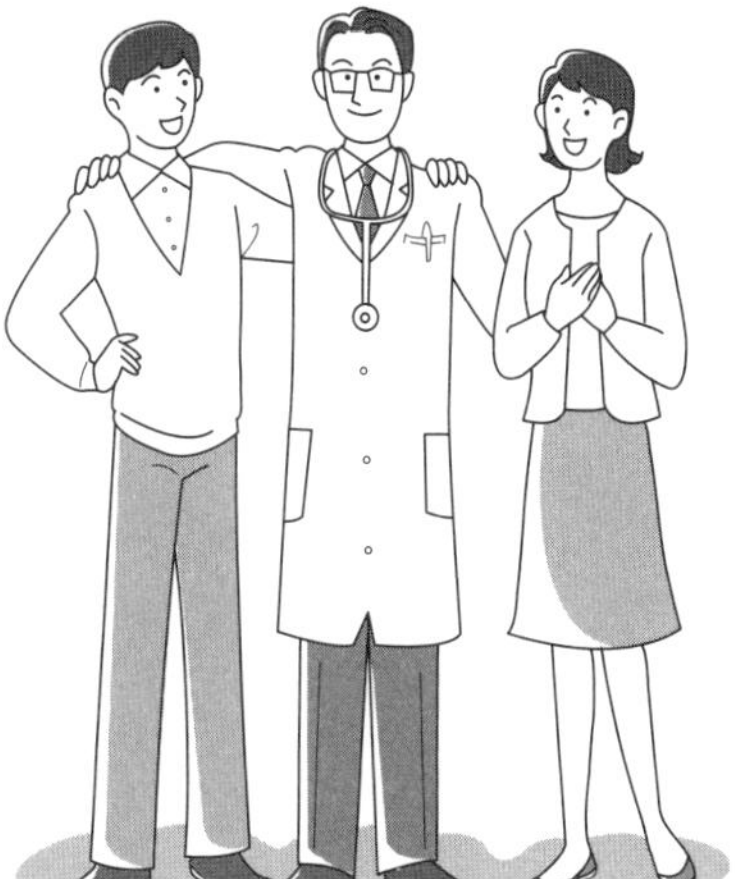

肛門科へようこそ

どうしても世間一般的にそういうイメージを持たれてしまっているのが、肛門科の現状です。

「敷居が高い」

大きな理由の一つとして、日本人が持つ「羞恥心」があります。

日本では、昔からトイレをご不浄、はばかりと呼び、排泄行為や排泄物を不浄のものとして忌み嫌ってきました。

排便に伴い羞恥心は今も変わることなく、トイレに行くことばかりか、その音を他人に聞かれること、匂いをかがれることさえも恥ずかしいと思われています。それが日本の女性の間に「2度流し」という習慣を与え、排便消臭剤の使用という現象をもたらしたのです。

そんな状況ですから、その排泄物の出口である肛門を取り扱う肛門科が、行きやすい場所であるはずがないのです。

しかし、食事の欧米化により、食物繊維の摂取量が減り、逆に脂肪分の摂取量は大幅に増えました。食生活の変化は、日本人におしりのトラブルを急増させたのです。

また、不安が多く、ぎすぎすした社会情勢で、ストレスが避けられない世の中になっています。実は、このストレスが痔の大きな原因になっているのです。

このように、日本人とおしりのトラブルは、切っても切れない関係になってしまいました。それだけに、皆さんにはもっと肛門科に親しみを持っていただきたいのです。

最近では、肛門科の治療法もどんどん進歩し、肛門科医の技術の向上もあり、できるだけ痛くない治療、手術が行われています。また、患者にとって最大の難関である「羞恥心」を払拭するため、なるべく恥ずかしくない診察を工夫しています。

肛門科は、もはや「痛い」場所でも「恥ずかしい」場所でもありません。

最後の章になる本章では、私の病院を例に、「肛門科」の実際の状況を皆さんにお伝えしようと思います。本章で、もっと肛門科に親しみを持ち、積極的に受診していただければと願います。

国本　正雄

肛門科へ行こう！

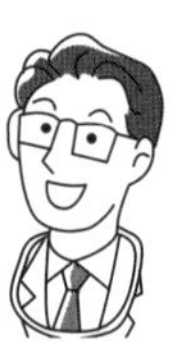

痔の治療法は、医学の進歩に伴って、大きく変わってきています。日本では、古くは漢方薬を中心とした経験的な治療から始まり、明治時代には近代的な外科的治療法が登場。かつては、患部に注射を打って腐らせ、痔の部分を壊死させる**腐蝕《ふしょく》療法**が広まりました。しかしこの方法は手術せずにすみますが、痛みや出血が伴うといった問題がありました。

現在では、麻酔法が発達し、治療方法も格段に進歩しています。痛みも少なく、入院期間も少ない「ジオン注」治療はその典型です。

痔核のほとんどは、生活習慣を改善することで治ります。でも、放っておけば症状はどんどん悪化していきます。ですから、痛みをこらえて人知れず悩んでいたり、勝手な素人判断で治そうとせず、心当たりの人はまず、肛門科を受診してほしいのです。

というのも、素人判断により悪化するケースがあるからです。

例えば、肛門からの出血が、痔ではなくもっと大きな病気だった場合。出血の原因がもし直腸がんや結腸がんだったら、診察の遅れが即命取りになります。

また、出血に対する思いこみもあります。「痔の出血は赤く、がんの出血は茶色く濁っている」と考えて安心している人もいると思いますが、肛門近くで出血すれば、がんでも赤い血が出ます。

軽度であれば、市販の薬でも治療は可能です。しかし、それはあくまでも応急処置。専門医の診察を受ければ、病名もわかりますし、適切な治療もできます。さらに「痔にならないためのアドバイス」を受けることもできます。

肛門科は怖いところでも、痛いところでも、恥ずかしいところでもありません。

「悩む前に受診」

これから、これを合い言葉にしていただきたいと思います。

痔の診察ってどうするの？

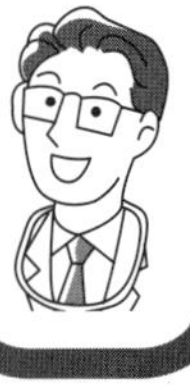

痔の診察というと、おしりの穴を診せることになるため、恥ずかしくて敬遠する患者も多いと思います。

浴場に入る場合などを除けば、人前で服を脱ぐこと自体めったにないことで、それがパンツともなれば、たとえ医師であっても恥ずかしいのは当然です。

肛門の診察体位ではこれまで、あぐらをかいたまま横になり両膝を胸にできるだけ近づける**砕《さい》石《せき》位《い》**が一般的でした。この体位は、肛門が最もよく展開されて診察しやすいのです。しかし、非常に恥ずかしい体位ともいえます。

そこで、くにもと病院では体の左側を下にして横向きになる**シムス体位（左側臥位）**を採用しています。これなら、パンツを少し下ろすだけですみ、医師と対面していないので気兼ねなく受診できます。

ほかにも、診察体位としては、うつぶせになり膝を直角に曲げておしりをできるだけ高く上げる**膝胸位**《しっきょうい》があります。

このように、できるだけ恥ずかしくない体位で診察を受けていただけるよう、私たちもいろいろ考えているわけです。

さて、具体的な診察ですが、まず視診で肛門の色、形などに異常がないか調べます。次に肛門の周囲を触ってみる触診や、肛門の中に指を入れて痔の状態を確かめる指診を行います。指診は、医師がゴム製の手袋を付け、滑りをよくするためのゼリーを塗布してから行います。切れ痔などで痛みが激しいときには、麻酔をかけて、痛みをとってから行います。

さらに、**肛門鏡**や**直腸鏡**を使い、肉眼で出血の場所や腫れ具合を調べます。患部がさらに奥のほうにある場合には、**大腸内視鏡**を用います。

こうした一連の診察を行えば、ほぼ完璧に痔の状況がわかります。

一通り診察が終わると、患者に今後の治療方針を説明します。

肛門科の診察器具は小さいけれど優れもの

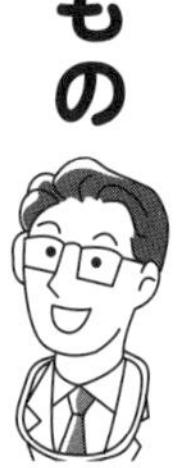

肛門科の診察は指だけでもかなりのことができますが、場合によっては診察器具を使います。この場合、肛門に挿入するため、心の準備のない方は怖いと思うかも知れません。そのため、予備知識として、肛門診察器具の紹介をしておきます。

一般的なのは二枚貝式の**肛門鏡**。閉じた状態で先端部分を肛門に挿入し、柄の部分を握ることで肛門を開きます。握る力の加減で、開き具合を調節することができます。

指や肛門鏡では直腸の下部までしか診察できませんが、直腸まで診察できるようにしたのが**直腸鏡**です。

ほかには、**大腸内視鏡**があります。

郵便はがき

料金受取人払

豊島局承認

189

差出有効期間
平成18年9月
30日まで

171-8790

425

東京都豊島区池袋3-9-23

ハート出版

①ご意見・メッセージ 係
②書籍注文 係（裏面お使い下さい）

ご愛読ありがとうございました

ご購入図書名	
ご購入書店名	区 市 町　　　書店

●本書を何で知りましたか？

① 新聞･雑誌の広告（媒体名　　　　　　　　　）　② 書店で見て
③ 人にすすめられ　④ 当社の目録　⑤ 当社のホームページ
⑥ 楽天市場　⑦ その他（　　　　　　　　　　）

●当社から次にどんな本を期待していますか？

●メッセージ、ご意見などお書き下さい●

ご住所	〒		
お名前	フリガナ	女・男 歳	お子様 有・無
ご職業	・小学生・中学生・高校生・専門学生・大学生・フリーランス・パート ・会社員・公務員・自営業・専業主婦・無職・その他（　　　　）		
電　話	(　　-　　-　　)	当社からのお知らせ	1. 郵送OK 2. FAX OK 3. e-mail OK 4. 必要ない
FAX	(　　-　　-　　)		
e-mail アドレス	@　　パソコン・携帯		

注文書	お支払いは現品に同封の郵便振替用紙で。(送料実費)	冊数

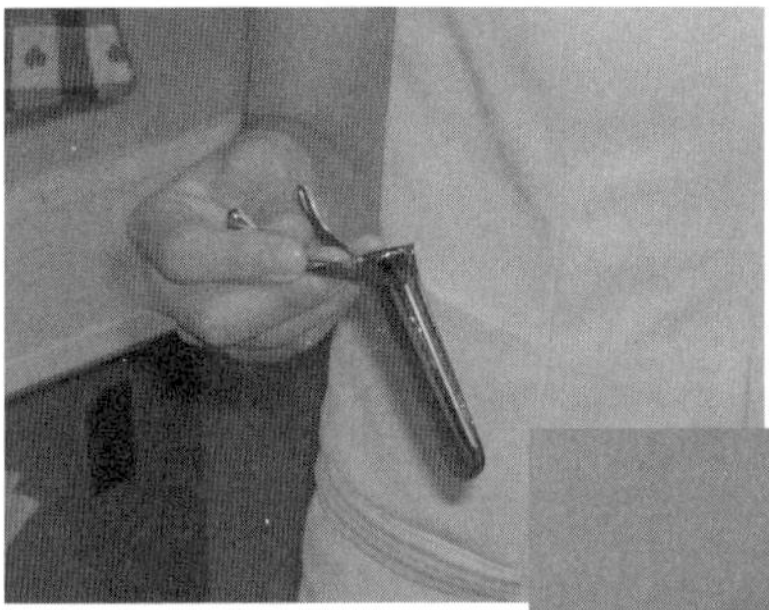

←二枚貝式の肛門鏡

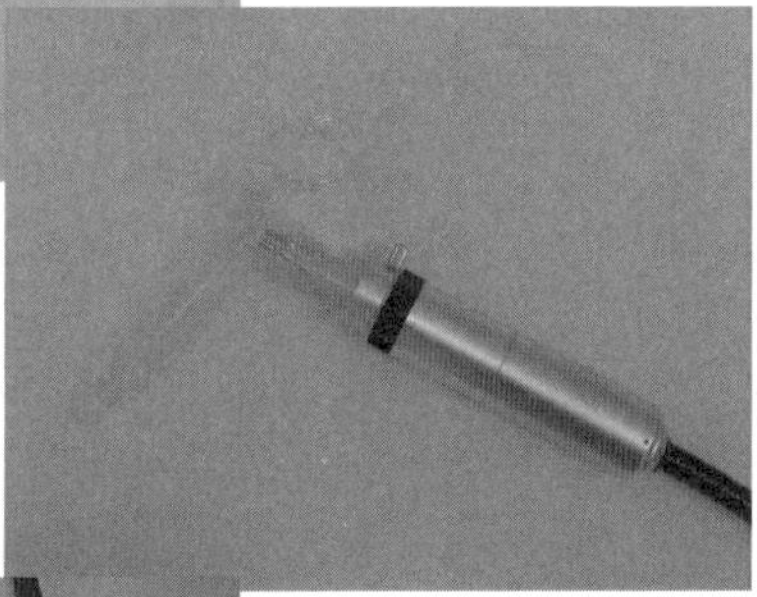

直腸まで診察できる直腸鏡→

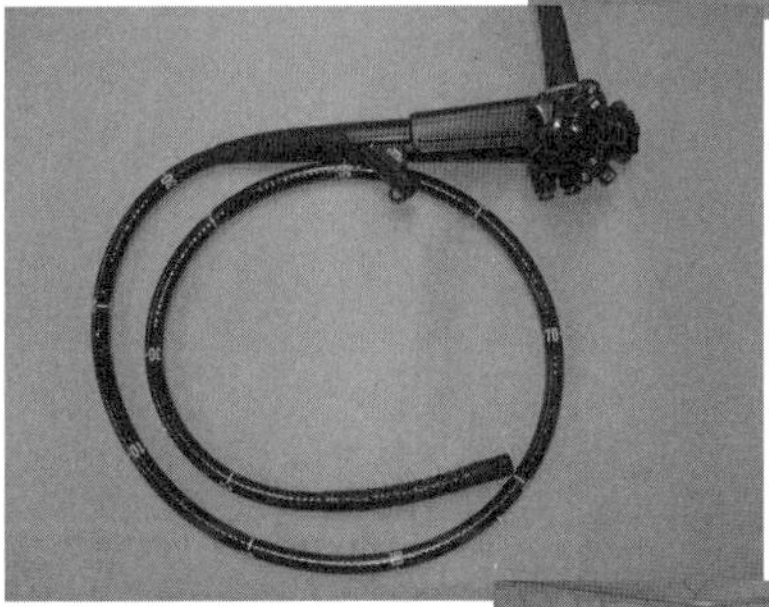

←大腸内視鏡

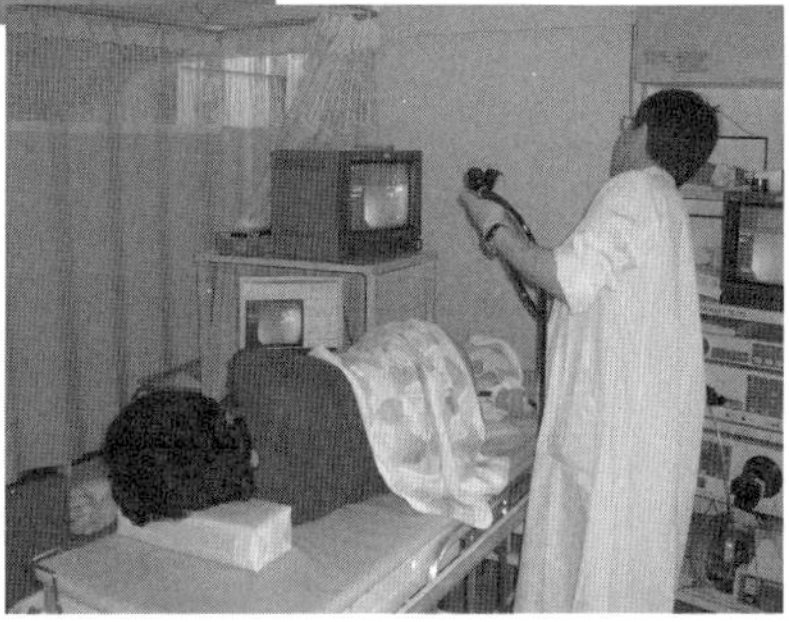

大腸内視鏡を使った実際の診察風景。→

信頼できる肛門科医とは？

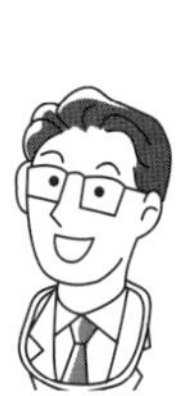

「恥ずかしい」「痛いだろうな……」など、さまざまな思いを抱き、勇気を振り絞って叩いた肛門科の扉。出てきたのは天使か、それとも悪魔か……。

せっかく勇気を振り絞って受診したのですから、いい医師、いい病院に巡り会いたいものです。ほとんどの医師は、患者の意向を最優先に、最高の医療を提供しようと日々努力しています。しかし、少数ながら、医師の都合、病院の都合だけを考え、無意味に高価な治療を押しつけ、結果が思わしくないといった、患者にとっては不幸な医師、病院もあります。

これから肛門科を受診される皆さんのお役に立てばと、「いい医師、いい病院」の目安を挙げておきます。参考にしてください。

①やたらに切らない

臓器に傷をつけるということは、体の機能に何かしら影響を与えます。切って治るならもちろん切ったほうがいいですが、切らなくていいものを切る必要はありません。なんでもかんでも手術をすすめる医師は要注意です。

②情報提供がしっかりしている

現在、医師が患者に対し、治療方針や診断結果を説明し、同意を求めるのが義務となっています（**インフォームド・コンセント**）。ですから、わからないことがあったらどんどん質問してください。もし、説明が不十分だったり、質問を嫌がる医師は、やはりおすすめできません。

ただ、医師も限られた時間内で大勢の患者と対応しなければならないため、十分説明したいのに時間がないという場合もあります。その場合は、事前に質問事項を用意していくとか、後日手紙やメールで相談するという手もあります。

③治療方針に選択肢がある

あくまでも治療を受けるのは患者ですから、最終的な治療方針の決断は患者がするべきです。そのためには、医師は複数の選択肢を患者に提供する必要があります。無理やり一つの治療を押しつけるような医師は、患者の人格を無視しているといわざるを得ません。

また、最近は**セカンドオピニオン**（別の医師による見解）を利用するケースも増えています。セカンドオピニオンを求めるのも患者の権利です。積極的に利用して、納得のいく治療を受けていただきたいと思います。

ほかにも、「評判がいい」「患者が多い」「スタッフの対応がいい」など、判断基準はいろいろありますが、最終的には皆さんの目や耳で、相性のいい、最高の病院にめぐり会えるよう願っています。

第5章

日本初の「便失禁外来」

安部達也

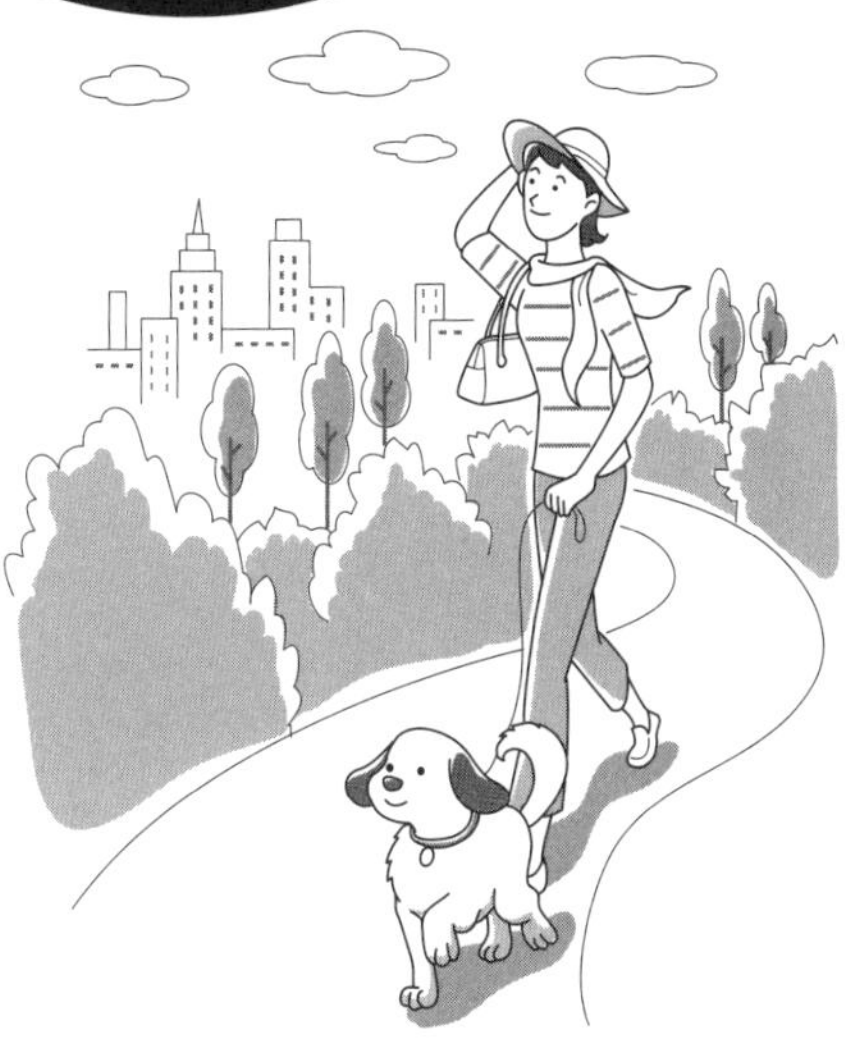

便漏れは予防も治療も可能です

赤ちゃんや幼児がお漏らしするのは当たり前ですが、大人になってからのお漏らしは正常とはいえません。思いっきり笑ったときなどに、おしっこを少しだけチビってしまうのは、特に尿道が短い女性にとっては正常範囲で生理的ともいえます。しかし便を漏らしてしまったらどうでしょうか。しばらくはショックで立ち直れないかもしれません。ましてや他人には言えないでしょう。

私たちは幼児の頃から、便を漏らすことは、この上なく恥ずかしいことだと再三、親から教え込まれて育ちました。〝クソッタレ〟などは、人を侮辱するときによく使われる言葉です。このため、便漏れがあってもなかなか人には相談できず、「もう年だから」「ボケているから」などとあきらめてしまい、病院を受診するチャンスを逃しています。

実は便漏れは早いうちであれば予防も治療も可能なのです。便漏れは、若いうちからの生活習慣から引き起こされることもあり、一生涯快適な排泄を続けるためには、正しい知識を持つことが大切です。

ただ便漏れに関しては、医療側の体制も整っておらず、尿漏れ専門外来は全国に100カ所ほどありますが、便漏れ専門外来はありませんでした。便漏れをきちんと治療できる医師も、患者の多さ（潜在的には尿失禁と同じくらいの患者がいるとも言われています）に比べると、とても少ないのです。

そこで、この度、便漏れ専門医の私が中心になり、日本初の「便漏れ専門外来」を設立しました。

本書は、あくまでも「痔」の本であり、一見場違いな内容かと思いますが、「おしりの病気」という意味では同じであり、治療、予防などに共通点が多々あります。

また、介護の世界で一番の問題は「便漏れの世話」だといいます。問題の大きさに比べ世間の関心が低く、医療体制が未整備なことに警鐘を鳴らすべく、本章で紹介させていただきます。

安部　達也

便漏れとは？

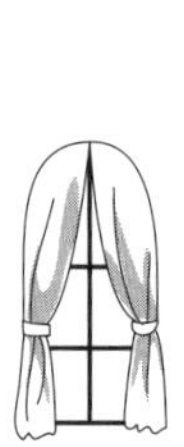

便漏れは、正式には**便失禁**といいます。

便失禁とは、無意識のうちに便が漏れる、あるいは便がしたいときにトイレまで我慢できずに漏らしてしまう状態のことです。

便失禁の程度は、下着が少しだけ汚れる程度の軽いものから、硬い便まで漏れてしまう重症のものまであります。尿漏れ、すなわち尿失禁は医療界でもマスコミでもたくさん取り上げられ、効果的な薬も開発されています。

しかし便失禁に関しては、医療側ですら便失禁が十分理解されていないことや、患者の羞恥心などのため、専門医による的確な治療がなされることなく見過ごされていることが多いのです。

便失禁にはいろいろな種類があります。すなわち、気づかないうちに漏れてしまう（**漏出《ろうしゅつ》性便失禁**）。下痢などで急激に便意が催したときに我慢できずに出てしまう（**切迫性便失禁**）。もともと便秘があり、直腸に沢山溜まった状態のときに便があふれだす（**溢流《いつりゅう》性便失禁**）。認知症などでトイレの場所がわからない、体力低下などで歩けないためにトイレに行けず漏れる（**機能性便失禁**）などです。

便失禁で悩んでいる人の多くは、話題にしにくい症状であることや、命に別状のないこと、または治療法があることを知らないために、病院に行って診てもらうことが少ないのが現状です。このため、どのくらいの人が便失禁になっているかは、推定するのが難しくなります。

欧米のある調査では成人の２％、65歳以上に限れば７％に便失禁症状があり、日本の調査では65歳以上の約10％が便失禁の症状があるといわれています。我々の調査では出産回数が多い70歳以上の女性に多く発症しています。

排便システムの流れ

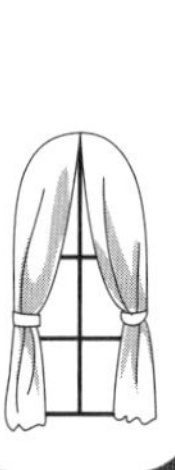

では、実際に便失禁の解説をする前に、「正常な排便」についてお話しさせていただきます。
排便は、以下のような感覚や動作の組み合わせによって行われます。このうち1つでもうまくいかないと問題が生じます。

1　便意を感じる。
2　トイレまで行き、ドアを開閉する。
3　トイレや便器が認識できる。
4　衣類や下着をおろす。
5　便器を整え、上手に便器を使う。

6　排尿、排便をする。
7　おしりを拭いたり、トイレの水を流す。
8　衣服を着る。
9　ベッドや部屋に戻る。

これらは私たちにとっては、日常当たり前のように行っていることです。ところが、肛門機能に障害を持つ人や、認知症の人ではしばしば困難な場合があります。

排便に介護が必要な方に対しては、まず1～9のどこでつまづくのかを確認しておく必要があります。それを元に、治療計画を立てていくのです。

正常の排便とは？

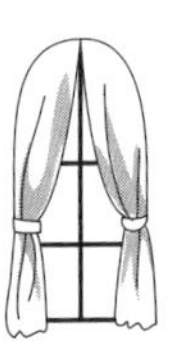

次に、排便の仕組みを見てみましょう。排便には大きく分けて2種類の筋肉が関与しています。

1つは平滑筋（遅筋すなわち持久力のある筋肉）である**内肛門括約筋**。もう1つは横紋筋（速筋すなわち瞬発力のある筋肉）である**外肛門括約筋**、**肛門挙筋**、**恥骨直腸筋**です。

前日に食べた食物は、翌日の朝にはS字結腸に到達します。朝、目覚めて水分や食べ物が胃に入ると、胃結腸反射が起こり、S字結腸が大きく蠕動して、便が直腸に移動します。

便（またはガス）が直腸内に移動すると直腸の壁に圧が加わり、これが便意として脳に伝えられます。また、同時に自律神経を介した脊髄反射（直腸・肛門反射）で、内肛門括約筋が弛緩し、便が肛門管内に移動します（図）。これで排便の準備は完了です。

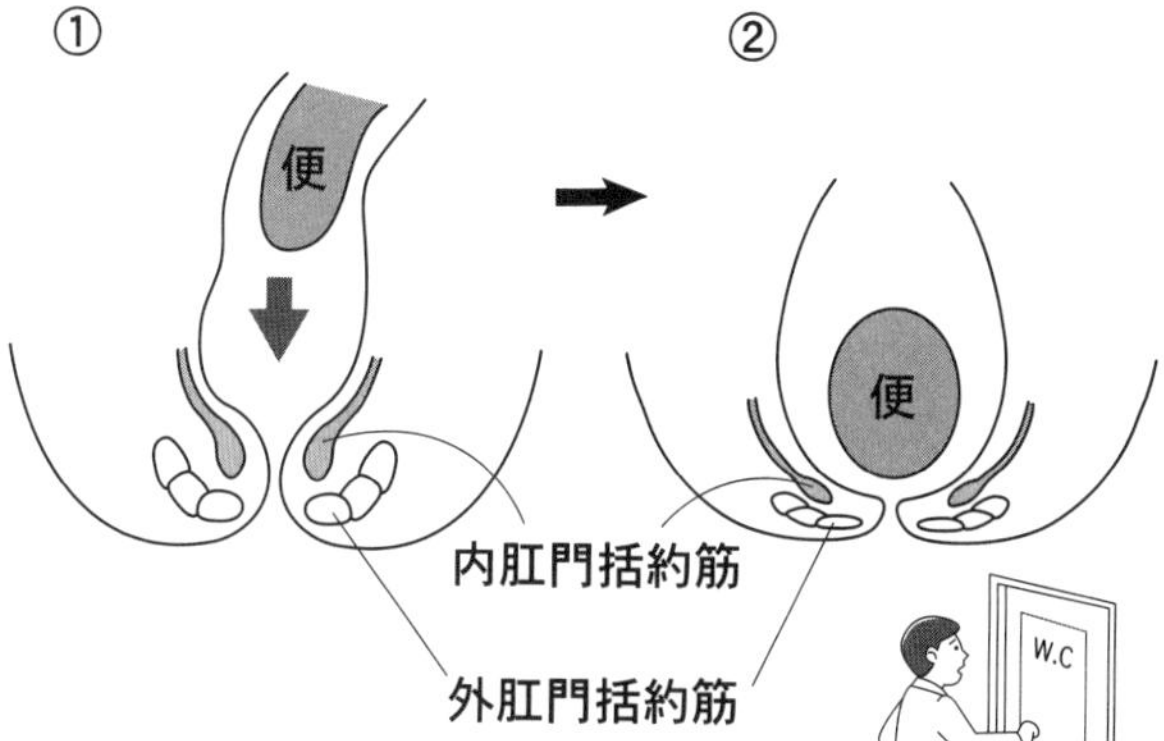

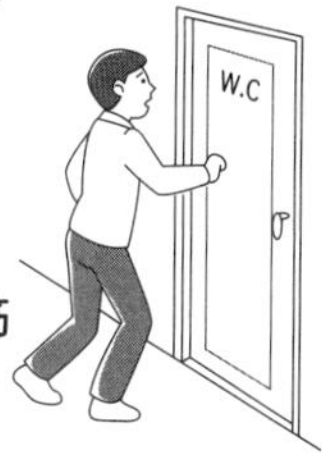

便が肛門管内に到達すると、内肛門括約筋がゆるんで、排便の準備が完了します。

肛門管内では便の性状（ガスなのか、ちょうど良い便か、あるいは下痢なのか）を識別し、外肛門括約筋、肛門挙筋等を収縮させてトイレに入るまで便が出ないようにします。しかし、外肛門括約筋や肛門挙筋は疲労しやすく、長時間緊張を保つことができません。

それを補助するのが恥骨直腸筋です。この筋肉が直腸を前方に引っ張り、直腸と肛門の角度を鋭角に保つことで腹圧がかかっても便が漏れないように働いています。

トイレに入っていよいよ排便です。いきむことなく肛門をゆるめるだけで、数分間のうちにすっきりと出し切れるのがよい排便です。

便失禁の程度を確認しよう

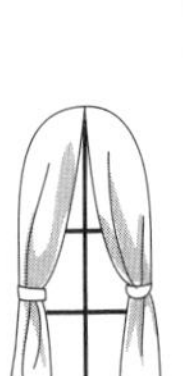

いよいよ、便失禁のお話に入ります。
便失禁の治療をするにあたって、まずはその程度を確認しなければなりません。
便失禁の程度は、症状の軽いものから順に……

1 下着が汚れる程度
2 ガスが漏れる（便自体は漏れない）
3 下痢便のとき漏れる
4 普通の便も漏れる
5 硬い便でも漏れる

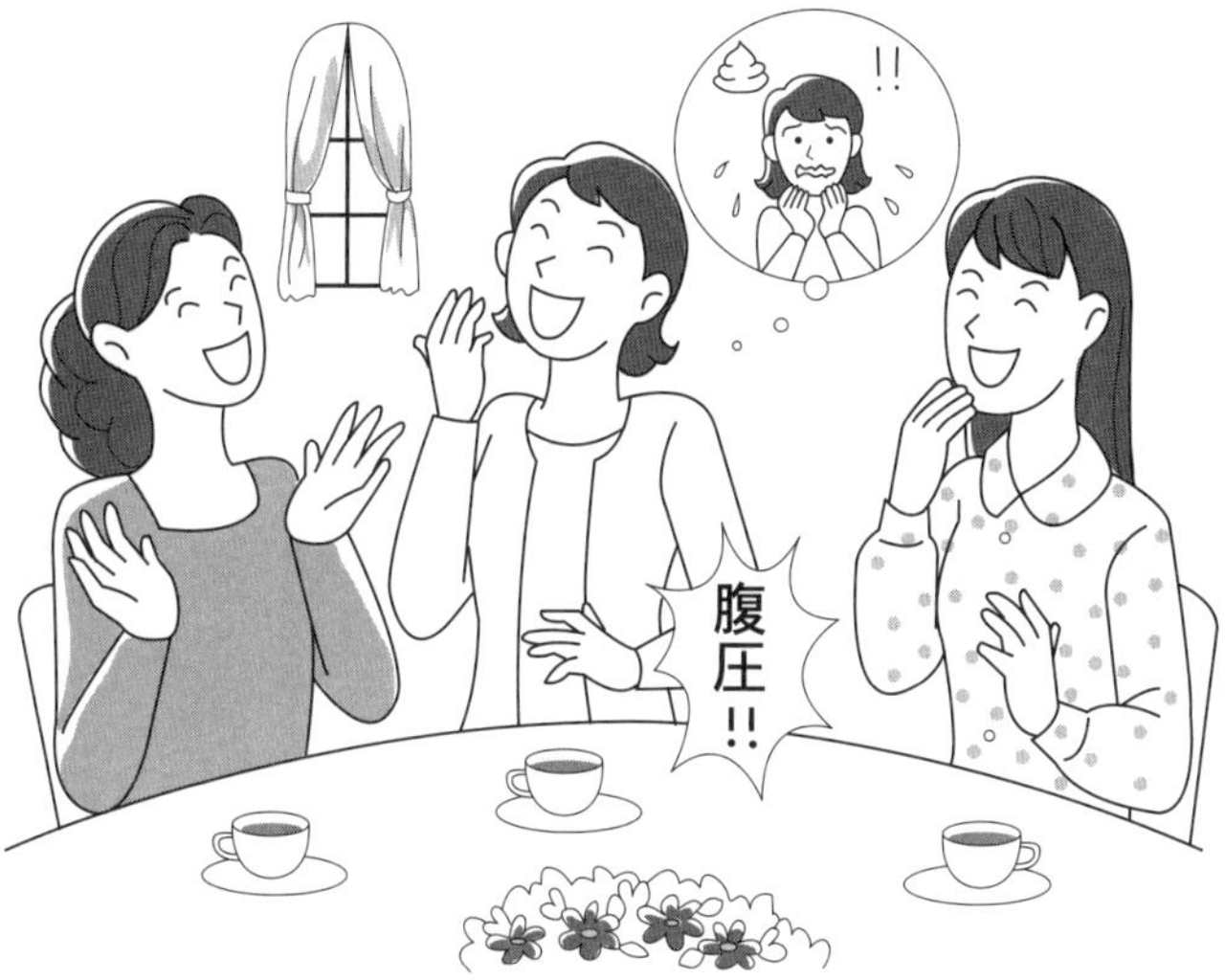

の５段階に分けられます。
この他、便失禁のために社会生活にどれだけ影響を及ぼしているかも確認する必要があります。患者の生活状況によっては、軽度のものでも早急に治療が必要な場合があるからです。
また、患者の精神面も考慮する必要があります。便失禁によって、患者が必要以上に落ち込み、鬱状態や認知症になってしまうケースもあるからです。
これらをふまえた上で、総合的に重症度を測ります。

便失禁の原因はこうして判明します

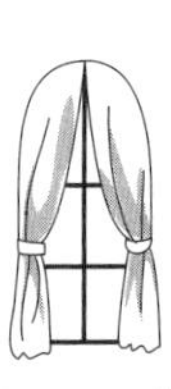

便失禁の程度と、それが日常生活にどのような影響を及ぼしているかを確認したあと、**問診**で過去の病歴をたずねます。便失禁の原因の多くは、くわしく病歴を聞くことによって判明することが多いのです。

たとえば、過去の出産歴はとても重要です。出産の回数が多い、出産した赤ちゃんの体重が大きかった、鉗子《かんし》分娩の経験がある、会陰切開の経験がある……といった方は、肛門括約筋あるいは神経が損傷されている場合があります。

また、糖尿病などの全身性疾患や、薬剤が原因となって便失禁を引き起こしていることもあります。

問診のあと、肛門部の**診察**を行います。直腸や肛門の病気の有無や、肛門括約筋の異常を

便失禁の原因（くにもと病院：2005年3月から9月まで）

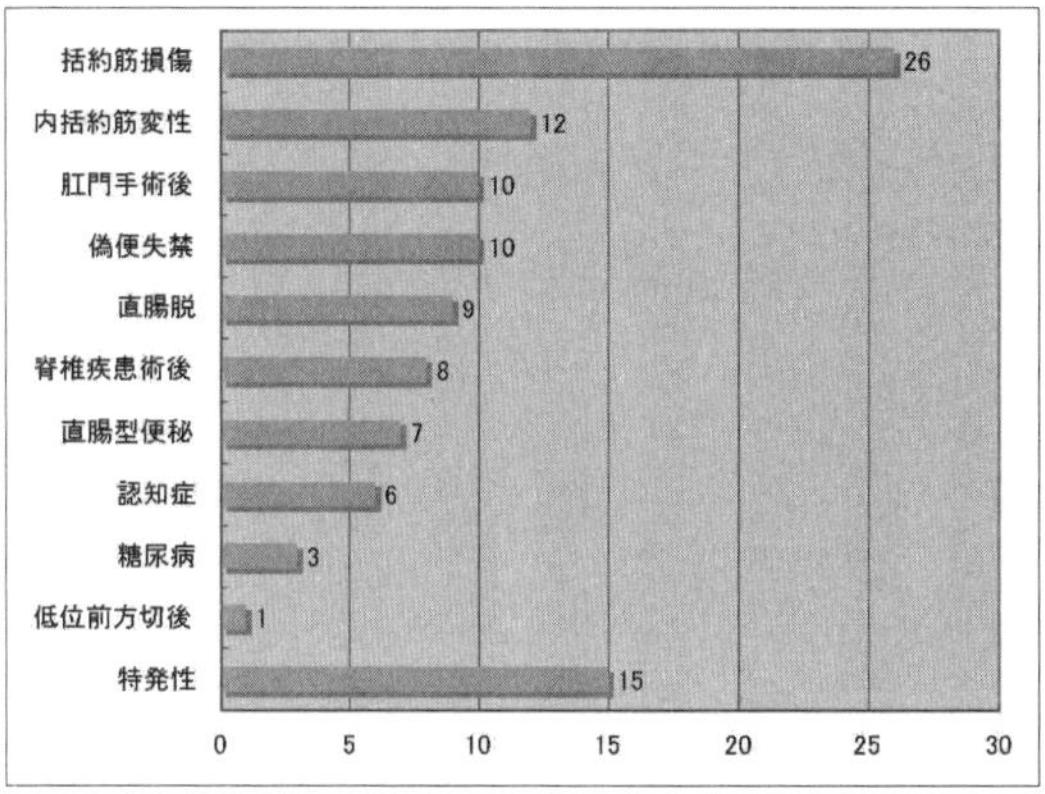

確認します。

続いて、**肛門機能検査**を行います。肛門内圧検査では、細いカテーテルを肛門内に挿入し、肛門括約筋を緩めたときと締めたときの圧力を測定します。この検査では、肛門括約筋の強さを確認します。肛門括約筋がゆるければ、それが便失禁の原因になるわけです。

さらに、肛門領域に対して**超音波検査**を行い、肛門括約筋の厚さや、損傷している部分がないかを調べます。その他、肛門の感覚の鋭さ、鈍さを調べることもできます。

以上の問診と検査から、便失禁の原因の大部分が判明します。

便失禁の原因はさまざま

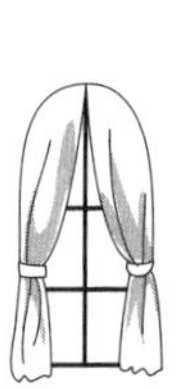

問診と検査によって明らかになった便失禁の原因は、人によって本当にさまざまです。
ここでは、比較的頻度の高いものを箇条書きで挙げていきます。

1　肛門括約筋損傷による便失禁

当院の便失禁外来を受診した患者のうち、最も多いのが出産時の損傷です。

分娩の際に膣が大きく開くと、すぐ近くにある肛門括約筋も一緒に開いてしまいます。赤ちゃんが大きい場合などは、肛門括約筋が耐えられずに裂けてしまうのです。すると、肛門括約筋が十分に収縮できなくなってしまうため、便失禁が起こります。

また、肛門や肛門周囲組織に対し手術を行ったり、けがをしたりすることで肛門括約筋を傷つけた場合にも便失禁になることがあります。加齢に伴い肛門括約筋が弱くなってくるので、若いときには気づかなかった便失禁が高齢になってから大きな問題になります。

2　偽便失禁

内痔核の肛門外脱出に伴って便が漏れます。通常は下着がわずかに汚れる程度の軽い便失禁です。

3　糞便塞栓による便失禁

便秘なのに便失禁するという、一見不思議な症状です。

普通は下痢便のほうが便漏れしやすいのですが、直腸を塞ぐように硬い便が詰まると、糞詰まり状態となって、硬便の一部が腐って解けて、硬い便の周りをつたわって漏れ出てきます。

4 神経原性便失禁

脊椎《せきつい》ヘルニア、脊椎腫瘍などの**脊椎疾患**が原因で、肛門の締まりを調節する神経が障害されて、肛門を上手く締められなくなることが原因で起こります。

また、**多発性硬化症**や**糖尿病**といった全身性の病気も、末梢神経障害を来すため、便失禁を引き起こすことがあります。

5 脳疾患による便失禁

脳梗塞や脳出血などの**脳卒中後遺症**や**認知症**によって、排便が上手くできなくなったり、便を漏らさないようにすることができなくなります。

6 先天性疾患による便失禁

排尿、排便に関する先天的な障害として、**二分脊椎《せきつい》**という脊椎の奇形があります。この奇形があると大腸や肛門の運動をつかさどる神経が障害されるために、腸の動きが弱くなって便秘になったり、肛門括約筋の力が弱いために、便が漏れてしまいます。

7　直腸脱が原因による便失禁

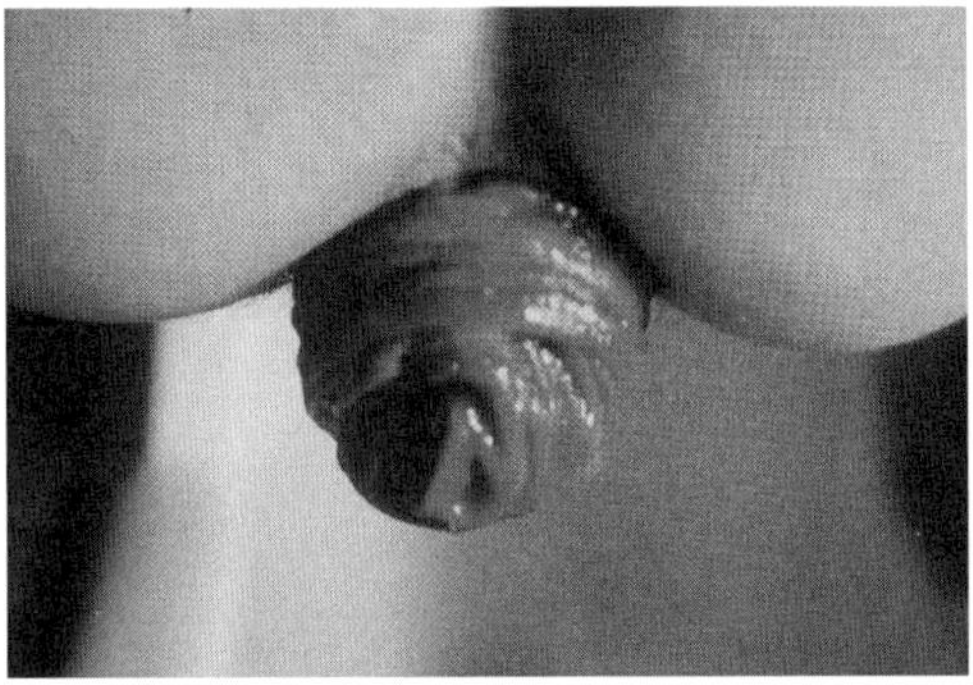

直腸脱とは、本来はお腹の中にある直腸が、腹圧などで反転して肛門外に脱出してくる病気です（上写真）。肛門に直腸がはまり込んで、括約筋が引き延ばされて徐々に締まらなくなります。早めに治療する必要があります。

8　特発性便失禁

神経疾患や肛門の手術経験がなく、肛門括約筋にも損傷がないのに便漏れが起きる、原因が特定できないものをいいます。加齢に伴う**括約筋変成症**などが含まれます。

程度と原因にあった治療を選びます

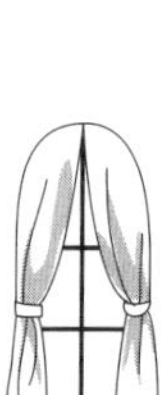

原因が特定されたところで、いよいよ便失禁の治療です。

便失禁はその重症度によって治療法がさまざまです。患者の生活状況を考慮し、程度と原因にあった治療法を選択していきます。

1　生活療法

便失禁の治療で最も容易に実践できるのは、食生活の改善です。

下痢や水様便がなかなか改善されなければ、消化のよいものを摂るようにします。具体的には米飯よりもお粥、麺類ならラーメンやそばよりもうどん、魚はイワシやサバなど脂の多いものよりも白身魚、生卵より半熟卵、果物ならバナナ、野菜は繊維の多いものよりも、柔

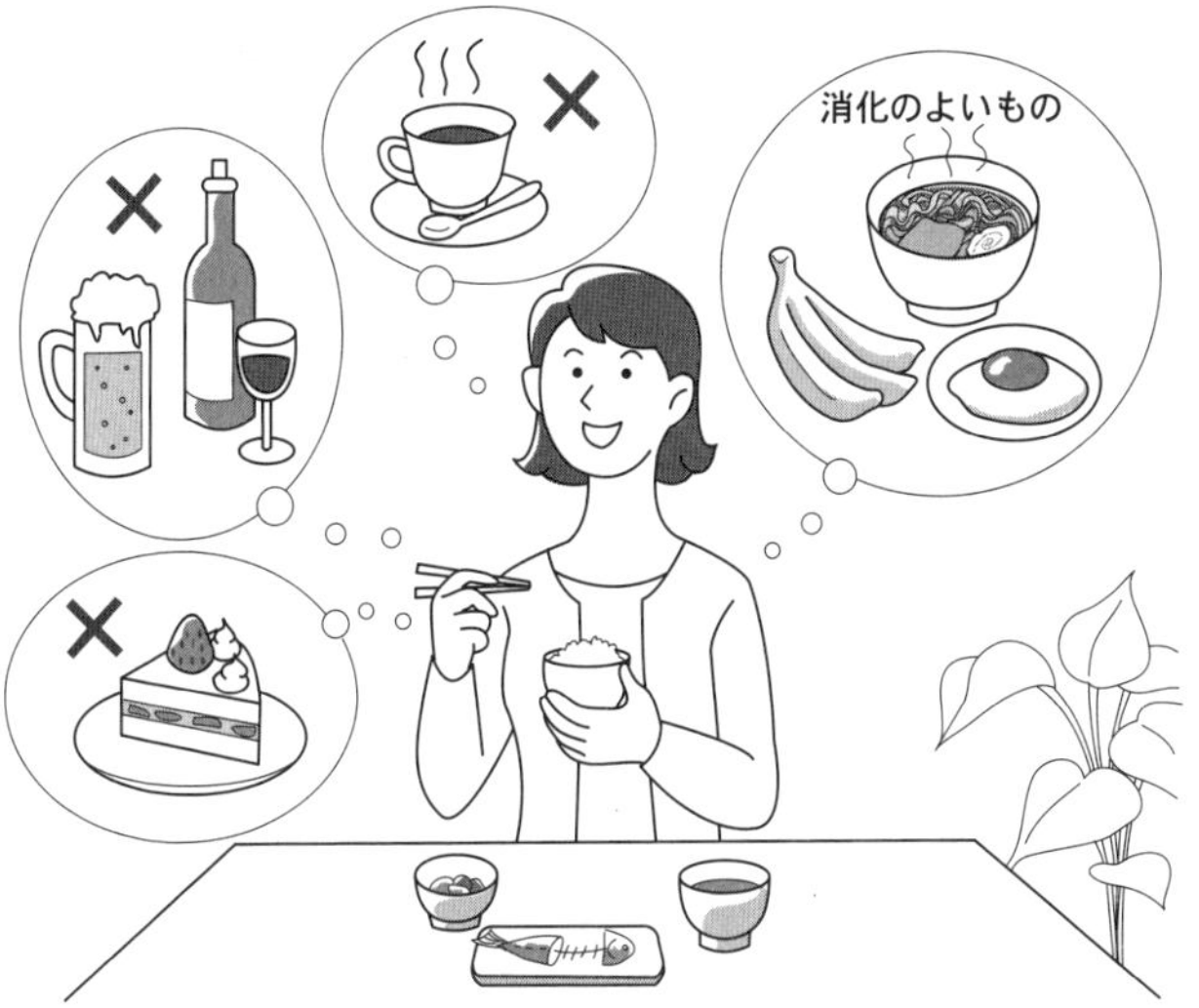

らかく煮た人参、大根、ほうれん草などがいいでしょう。さらに少量ずつ何回かに分けて食べれば、より効果的です。
カフェインや香辛料、アルコールなどの刺激物のほか、脂肪分の多い食事や甘味料の摂取などは下痢を起こしやすく避けたほうがいいでしょう。
また、慢性の便秘症で便をすっきり出し切れないために、直腸に残ってしまった便が漏れる場合があります。この場合は毎朝規則的な排便習慣を身につけることや、繊維分を多く摂ったり、下剤による便コントロールが有効です。

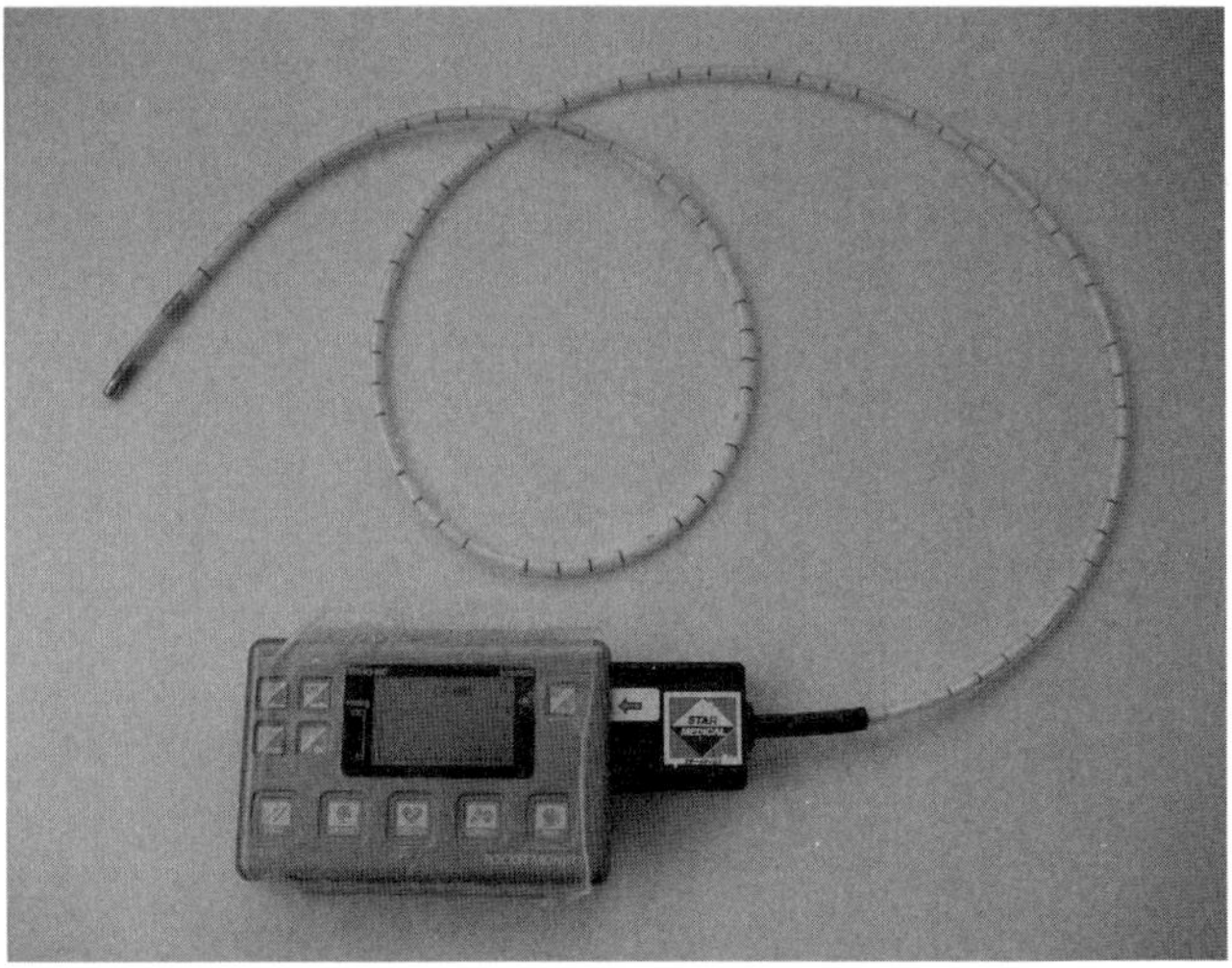

バイオフィードバック療法に使用する圧センサー。

2　飲み薬

下痢のときだけ漏れたり、便が柔らかすぎるために漏れる場合は、便を硬くする止痢剤や、便の水分量を調整する薬を使ったり、腸の過敏性を取る薬などを用います。

3　自己訓練法

自分で行える肛門訓練です。肛門を5〜10秒間締め続けてから緩める運動を10回ほど繰り返します。どんな姿勢でもかまわないので、いつでも人に悟られずに行えます。肛門の穴を持ち上げるように締めつけると、上手く締められ、骨盤の内蔵や肛門を支えている骨盤

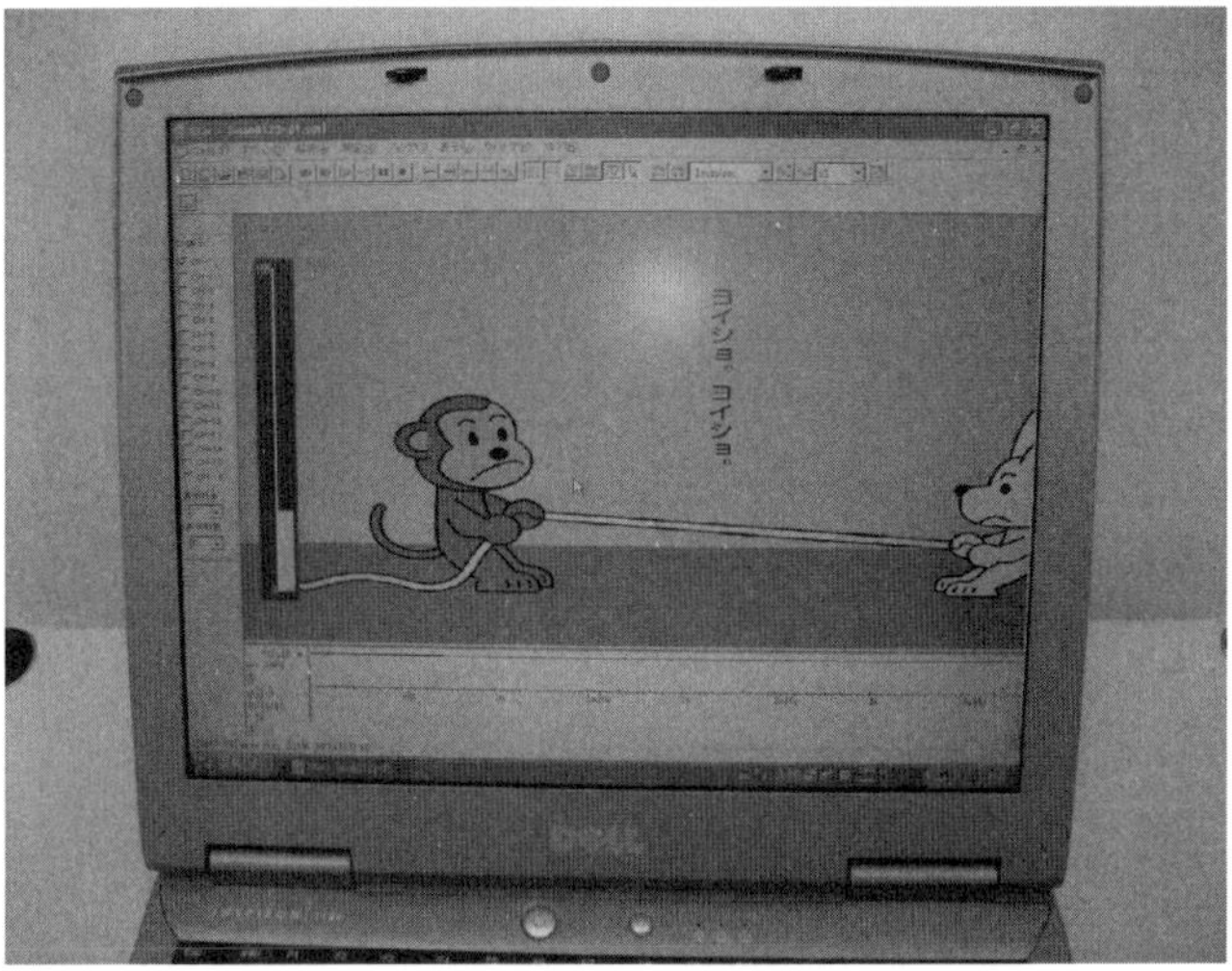

バイオフィードバック療法のモニター。画面を見ながら訓練します。

底筋群も訓練することができます。

４　バイオフィードバック療法

普段から意識して肛門を締めている人はいないので、自分では締めているつもりでも、大臀筋（おしりの筋肉）にしか力が入っていない人がいます。肛門括約筋だけを上手に締められる人は意外と少ないのです。そこで、肛門に**圧センサー**を入れ、画面で括約筋を上手く締められているかを確認しながら、肛門の締め具合を自分で覚えるのが**バイオフィードバック療法**です。上手な締め方を覚えれば、自宅で効率よく自己訓練ができるようになります。

5　ネオスチグミン軟膏療法

重症筋無力症という全身の筋肉に力が入らなくなる病気があります。この病気に用いられる**ネオスチグミン**には筋収縮作用があります。

このネオスチグミンを軟膏にして肛門に塗ることによって、一時的ですが肛門の締まりを良くすることができます。一度塗ると2～3時間ほど効果があります。根本的な治療ではありませんが、とても安全で、副作用はなく外出時などに便利です。

6　低周波電気刺激療法

肛門括約筋には、肛門を取り囲む内肛門括約筋と、さらにその周りを取り囲む外肛門括約筋があります。外肛門括約筋は随意筋といって自分の意志で締めることができます。一方、内肛門括約筋は心臓の筋肉と一緒で、自分の意志で動かせない不随意筋です。このため内肛

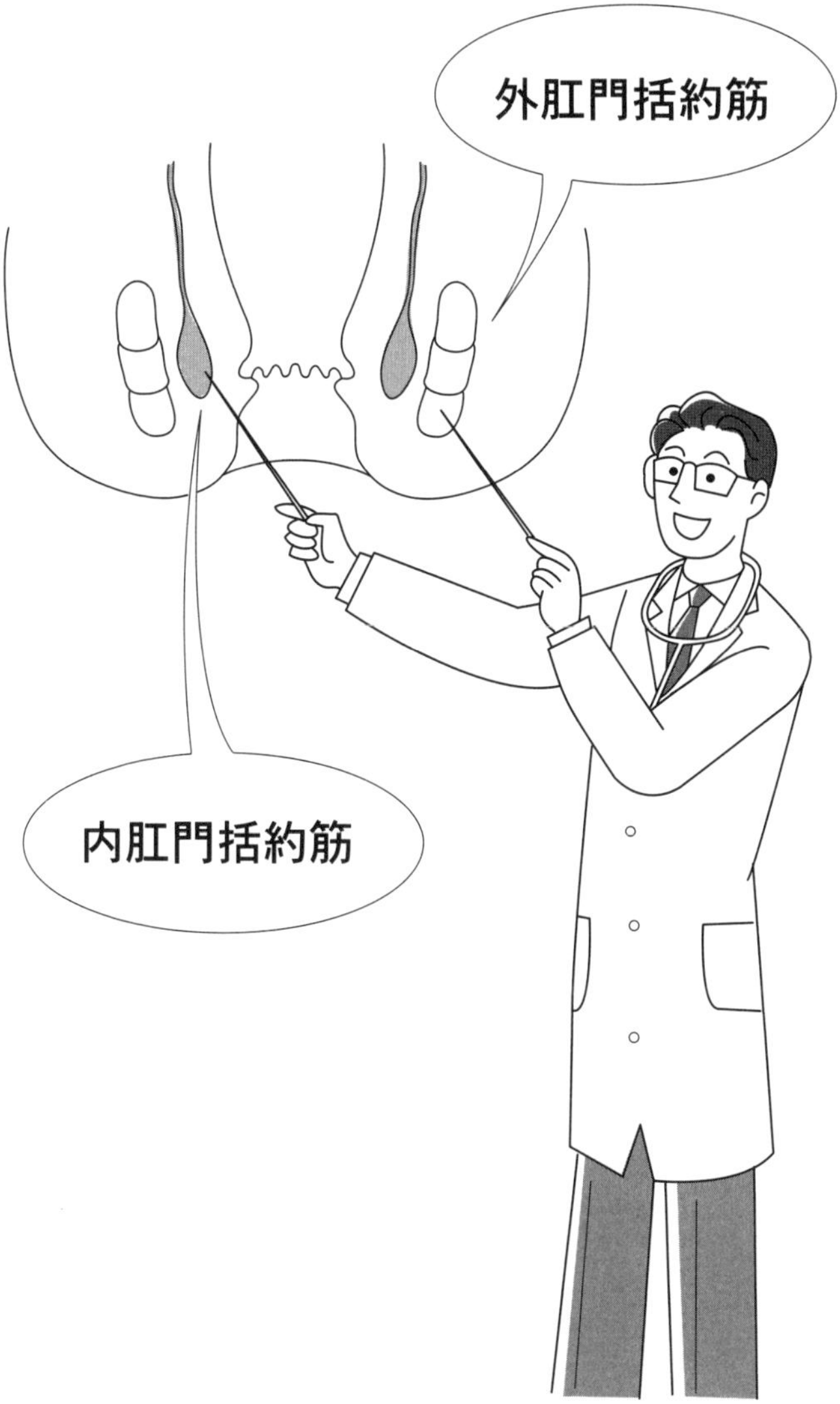
外肛門括約筋
内肛門括約筋

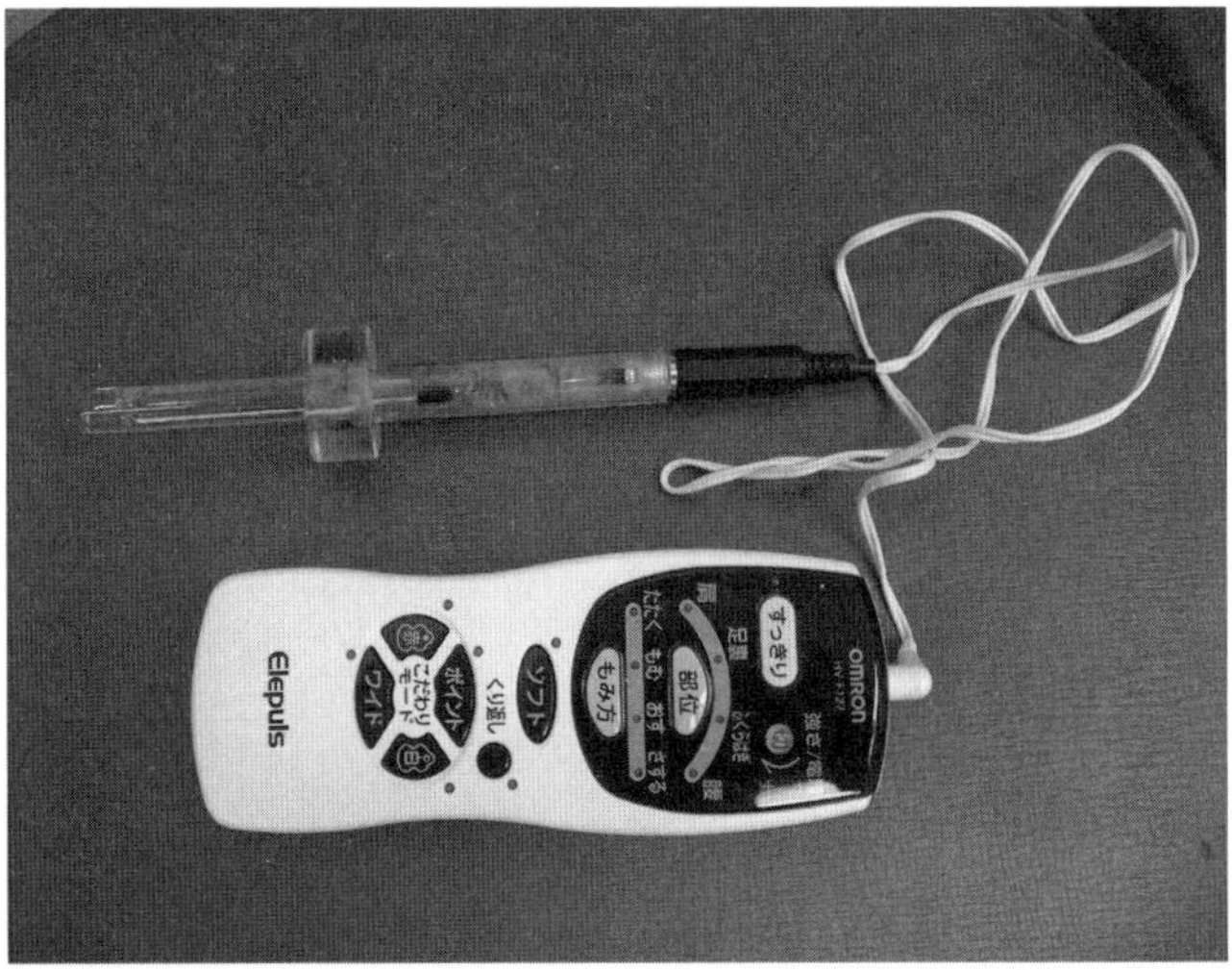

低周波電気刺激療法に使用する装置。棒状の電極を肛門に挿入します。

門括約筋の筋力低下に対しては、自己訓練法やバイオフィードバック療法の効果はあまりないのです。

そこで考え出されたのが筋力強化作用を持つ**低周波電気刺激療法**です。肛門に太さ1・5cmの棒状の電極を挿入して5分間程度、ポンポンと刺激します。チクッとする程度で痛みはありません。低周波には筋力強化作用の他にも、自律神経改善作用、血流改善作用、感覚改善作用もあり、当院の成績では8割以上の方で効果が見られています。

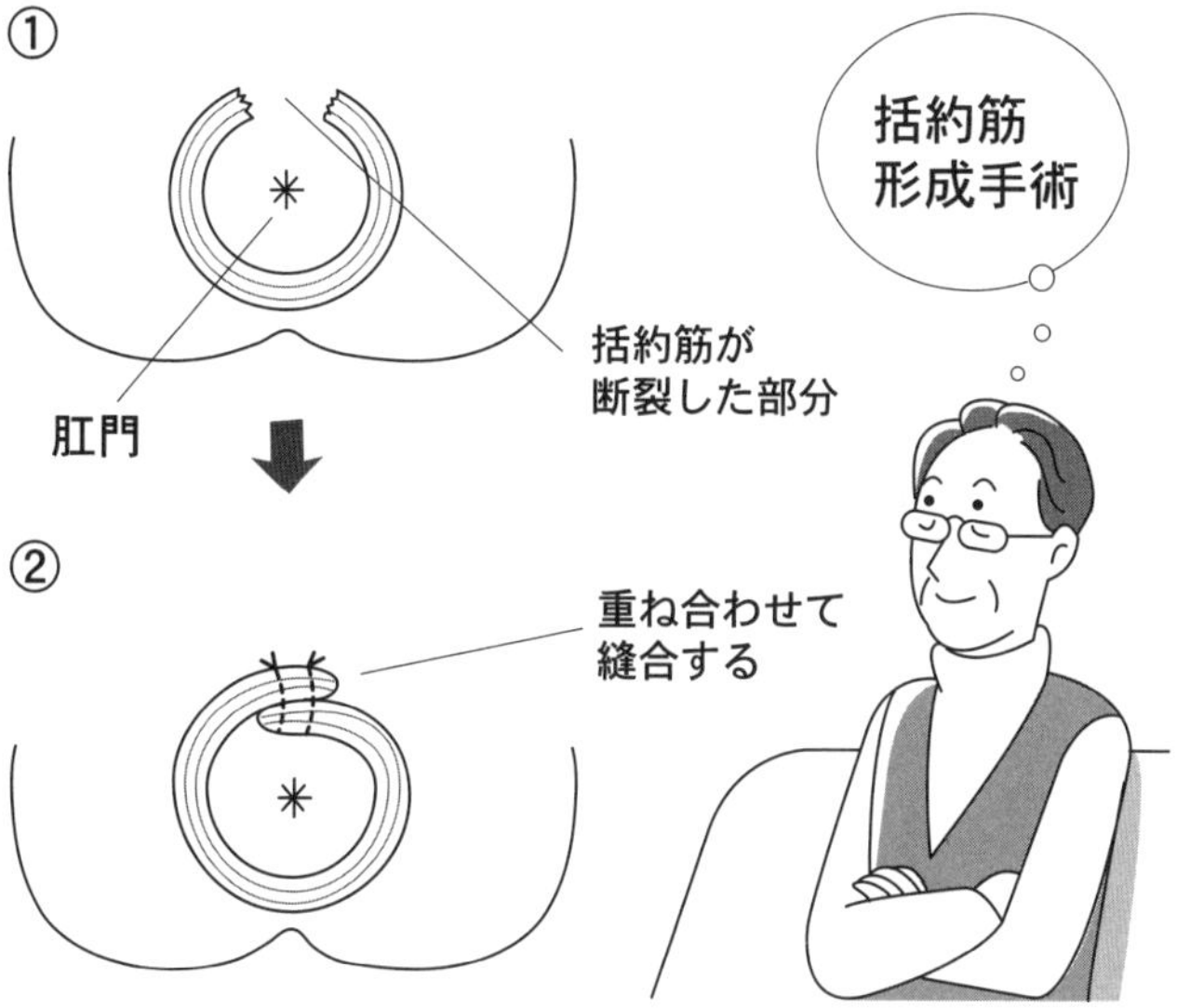

7　手術療法

脱肛や直腸脱といった**直腸肛門疾患**が便失禁の原因になっている場合は手術が必要です。脱肛の場合は全身麻酔は不要で、高齢の方にも安全に行えます。直腸脱も肛門から行う手術方法は部分麻酔でできますし、お腹から行う方法では腹腔鏡を用いて、小さな傷で行うことができます。

また、出産や肛門手術によって括約筋が大きく損傷している方には、括約筋を縫い合わせる手術を行います。

8　その他

原因を解決する方法ではないのですが、対症療法として**アナルプラグ**（写真）があります。これは肛門に直接挿入して便が漏れないようにする肛門用装具です。素材は水分を吸収して膨張する多孔性ポリウレタンで、表面には水溶性のフィルムがコーティングされています。効果としては、便失禁に伴う汚染の軽減、便失禁に伴うにおいの防止（腸内ガスは出せます）などが期待できます。また、用途も多様で、入浴時や下痢の際にも使用可能で、最長12時間まで使用可能です。

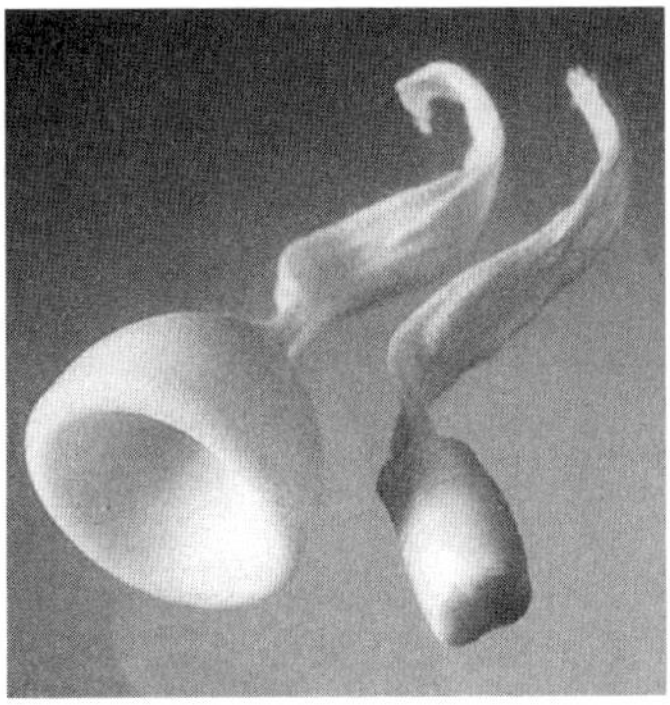

アナルプラグ。
右が挿入前、左が挿入後膨張した状態。

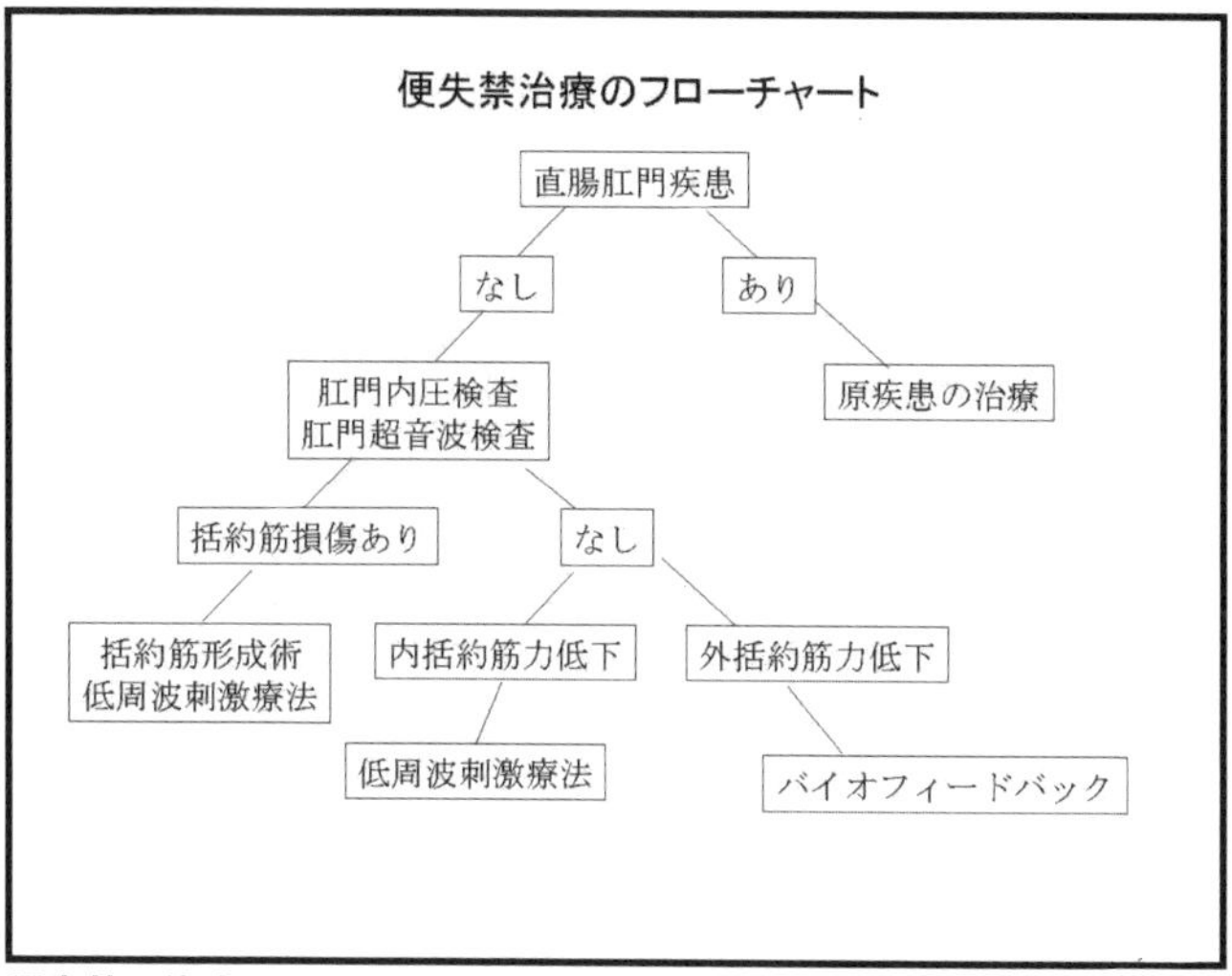

便失禁の治療は、このフローチャートに沿って進めていきます。

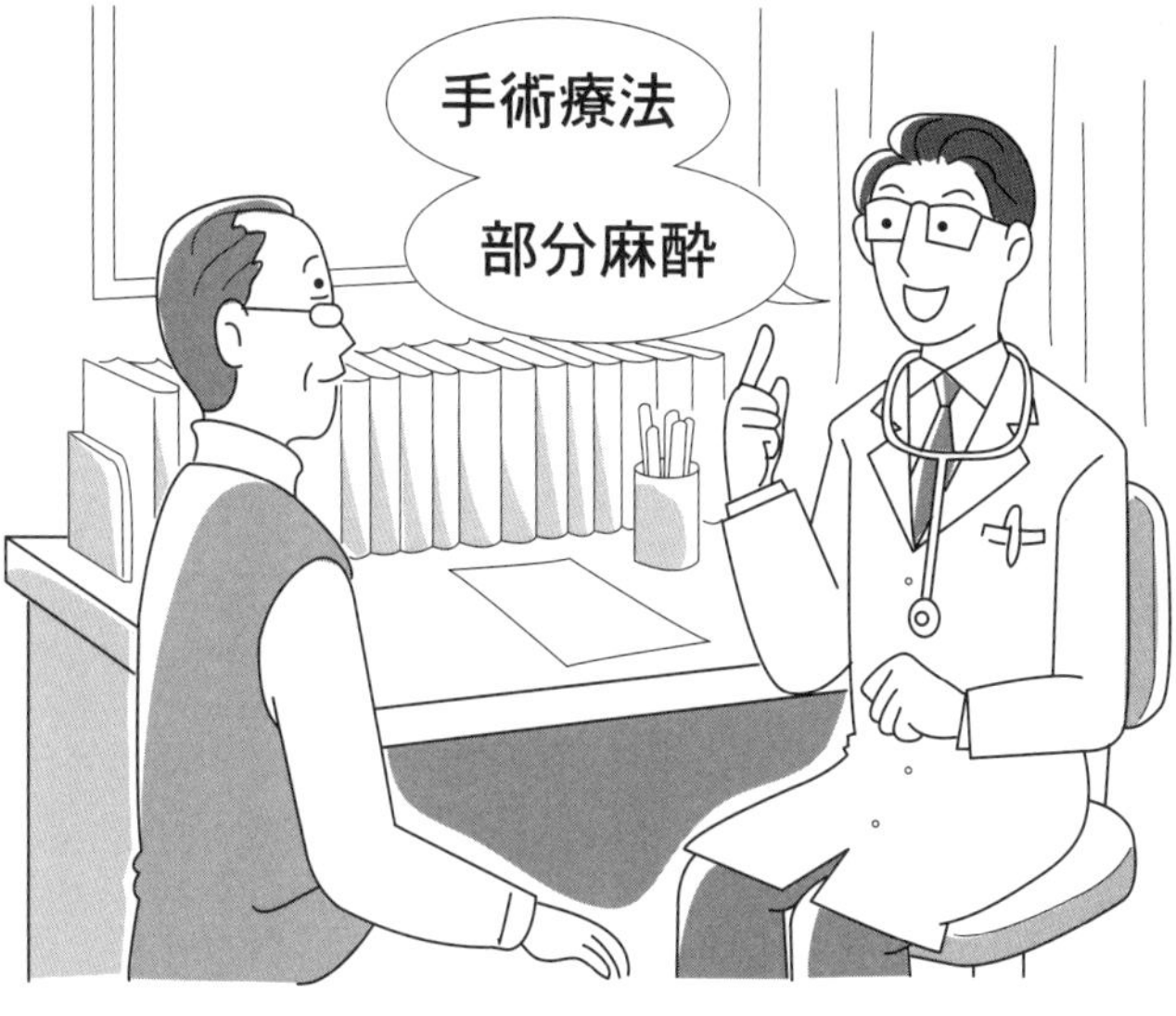

便失禁を予防しよう

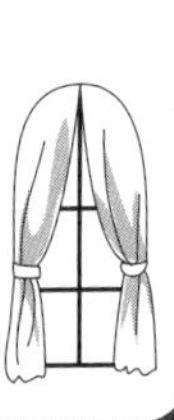

なんといっても人が本来持っている肛門の機能を低下させないようにすることが大切です。まず毎朝規則正しく排便する習慣を子供の頃から付ける必要があります。しかし大人になると仕事やストレスで排便が不規則になります。便を我慢すると、便が腸の奥に戻ってしまい、そこで再び水分が吸収されるので排便時には硬い便になり、排便するには強いいきみが長時間必要になります。徐々に慢性の便秘になり、肛門に負担がかかり肛門が緩んだり、痔になったりするのです。いぼ痔を放置するとやがて脱肛状態になり肛門がきちんと締まらなくなります。こうしてどんどん肛門の性能が落ちてゆくのです。

肛門を閉じる役割を持つ肛門括約筋の力は、通常、無意識の状態で締まっている「**静止圧**」で40～１００㎜Hg（水銀柱）程度。一方、意識して締める「**随意収縮圧**」で静止圧の約2倍

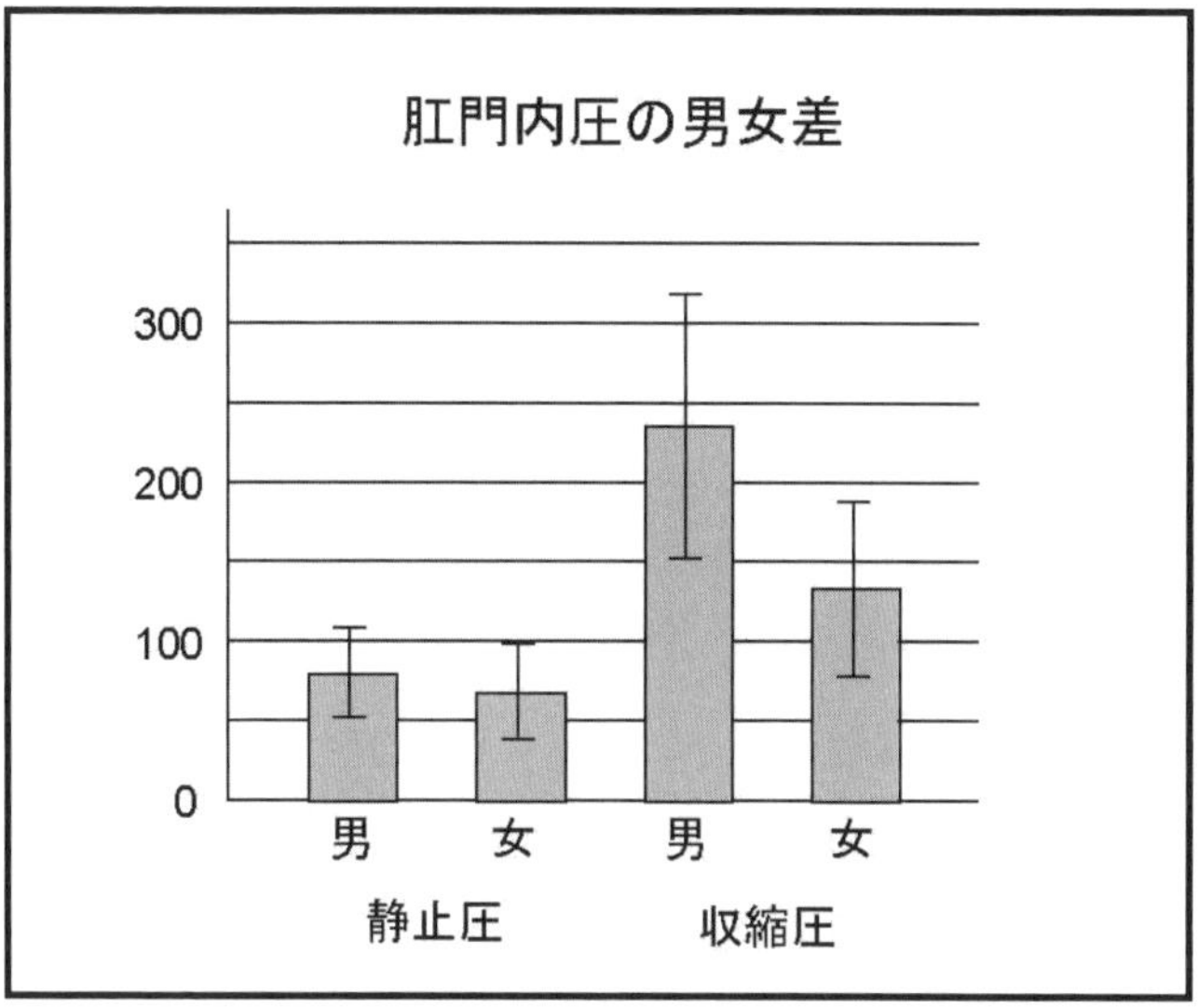

です。おおむね静止圧が40㎜Hg以下になると、便が漏れるようになります。我々の調査では、静止圧、随意収縮圧ともに、女性より男性の方が高く、年齢別では男性は70歳を境に、女性では50歳を境に圧が低下します。女性は、もともと男性よりも筋力が弱い上に、肛門のすぐ前方に膣がある関係上、前方の括約筋が弱く、出産時に括約筋が切れたり薄くなります。産科医が縫合したり、自然に回復しますが、完全にはなかなか戻りません。若いうちは筋力があるため、便漏れ症状は表面化しませんが、加齢とともに症状が出現することがあります。最近トイレが我慢できなく

なった、ガスが漏れてしまう、ガスか便か区別できなくなった、などの症状は括約筋の力が弱ってきた兆候といえます。

このような症状が出てきたら肛門科を受診し肛門の圧力を測ってみましょう。圧センサーが先端に付いた直径5㎜ほどの細い管を肛門に入れると、静止圧や随意収縮圧を痛みを伴わず、数分で簡単に測れます。

括約筋の力が、自分の年齢の平均値より低ければ、括約筋の自己訓練を行うことによって便漏れを予防できることがあります。

介護の観点から見る便失禁

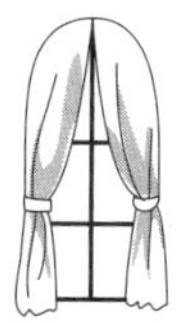

寝たきり、認知症、そして失禁が高齢化社会における3大問題です。これら3つは密接に関係しています。すなわち認知症になれば、寝たきりや失禁を起こしやすく、寝たきりになればボケやすくなり、失禁をきっかけに認知症になることもあります。

本章は「便失禁」の章なので、介護の世界での便失禁の状況を見てみようと思います。

まず、便失禁の介護で真っ先に思いつく道具がオムツです。オムツは失禁対策として大変便利なもので、多くの介護の現場で利用されています。最近では吸水性の優れた製品が開発されており、被介護者もどんどん快適な商品を使うことができるようになりました。

しかしながら、オムツはしょせんオムツでしかなく、特に使用後のオムツを身につけるというのは被介護者本人にとってどうしても不快感はぬぐえません。

また、トイレで用を足すというその人が本来持っている人権を奪うことにもなりかねません。さらに寝たきりの時間が増えて、認知症の進行を助長するかもしれません。

福祉先進国スウェーデンでは、〝トイレで用を足すこと〟は、すべての人がもつべき権利の1つで、尊重されるべきものだと考えられています。

スウェーデンでは、高齢者介護の中で「お年寄りにもっと敬意を払おう」といった意見が活発化しています。その具体的内容は、お年寄りに気配りと思いやりをもって接することはもちろん、お年寄りの日頃の習慣や行動を尊重し、お年寄りの〝生活の質〟の向上に努めることが介護の基本として重要であるというものです。この生活の質という概念の中には、清潔な衣服を身につけ、規則正しく食事をすることのほかに、〝トイレで用を足す〟ことも含まれているのです。

そこで、介護の世界では積極的な**トイレトレーニング**が進められています。

トイレトレーニングの最終目標は、被介護者が一日中乾いた下着（衣服が汚れないように多くは下着パッドを使用）で快適に過ごすことができ、かつトイレで用を足すことができることです。

被介護者をなるべくトイレで排泄できるように指導、介助するトイレトレーニングは、スウェーデンでも十分確立されているわけではありません。というのも、家族や介護者にとって、車椅子をトイレまで押して行って、被介護者を椅子から持ち上げてトイレの便座に移動させることは、重労働で大変面倒なことだと思われているからです。また、被介護者がたとえ一人でトイレに歩いて行けるとしても、１日に何回も付き添ってトイレに行くにはそれなりの時間を必要とします。

介護者がおむつの交換や汚れたシーツの交換、衣服の洗濯のような失禁に関連する仕事に費やす時間は、介護全体の労働時間の約25％を占めるといわれています。もし、１日に数回被介護者が自分でトイレに行って用を足すならば、その場合、オムツや汚れたシーツの交換、衣服の洗濯などの仕事の量は減ることになります。その結果、失禁介護に必要な全労働時間は、トイレトレーニングを導入しても増加しないといわれています。それどころか、被介護者の回復状況によっては、労働時間が減ることさえ期待できるのです。

また、トイレトレーニングには、労働時間では量れない大きなメリットがあります。それは「規則正しい生活習慣」です。

規則正しい生活習慣は、被介護者の毎日の生活にメリハリを与えます。生活にメリハリが出ることによって、被介護者に生きる意欲がわき、最終的に〝生活の質〟の向上につながるのです。

ここで、トイレトレーニングの一例を、紹介します。

朝、被介護者をベッドから起こしたらまずトイレにつれて行き、排泄を促します。その後、午前中に1回、昼食後に1回、午後に1回、夕食前に1回、就眠直前に1回の計5回、トイレにつれて行くようにします。

最初は大変ですが、しばらくするとトイレに誘導すべきときがわかるようになってきます。トイレが近くなると、被介護者は不安そうな様子になり、落ち着きがなくなってくるのです。こうなればしめたもので、個人差および病気の状況もありますが、一人でトイレに行ける日も遠くないと期待できます。

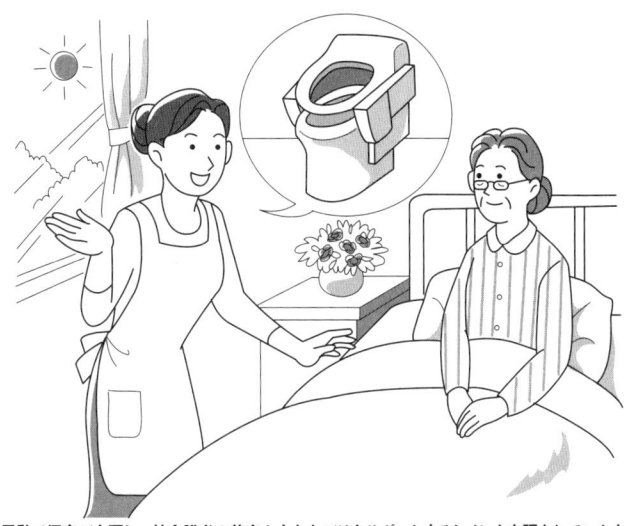

電動で便座が上下し、被介護者の着座や立ち上がりをサポートするトイレも市販されています。

失禁介護は、介護者にとって重労働ですが、実は被介護者にとっては大きくプライドを傷つけられることなのです。「こんなことも他人にさせるなんて……」と自信を失い、そのまま認知症になってしまうお年寄りも少なくありません。トイレトレーニングは、その自信を回復させるのにも、大きな効果があるのです。

トイレトレーニングは〝生活の質〟に関わる重要な行いなのです。

最後に

医学の進歩、治療技術の向上により、どの病院でも「可能な限り患者の負担を小さく」する方向で治療が提供されています。この場合の負担とは、「痛み」はもちろんそうですし、何かと忙しいご時世ですから「入院期間」もそれにあたります。入院期間が減少すれば、当然「経済的」な負担も小さくなるわけです。

肛門科の治療ももちろん例外ではありません。「痛み」「入院期間」「経済的負担」これらをすべて軽減し、なおかつ治療予後も順調な治療法「ジオン注」は、その典型例として、自信を持ってご紹介したいと思い、ここに一冊の本としてまとめさせていただきました。

近年は、「患者が医者を選ぶ」時代です。インフォームド・コンセント（医者が患者に治療に関する十分な説明をし、それを十分に理解した上で患者が治療に同意すること）が義務化され、セカンド・オピニオン（1つの病気の治療に対し、複数の医師（病院）の意見を聞いて、患者が治療を決定すること）を利用する患者も増えています。もはや、「病気のことは医師に任せる」時代は終わったのです。

そのために、医師は日々新しい治療法を研究し、治療技術を磨かなければならないと考えています。

潜在的患者数を加えると日本人の40％が患者と言われる「痔」。放っておいても治ることが多いことから危機感を持っている方があまり多くないのが問題ですが、放っておくと取り返しがつかなくなることがあるのも、また「痔」なのです。

「ジオン注」の開発のおかげで、痔の治療は大きく変化したと言えます。「切らなければ治らなかった痔」が「切らずに治る」ようになったのは、大きな進歩です。

しかし、忘れないで欲しいのは、痔の治療でもっとも大切なのは、「日常の生活」なのです。いくらジオン注で痔核が治っても、日常生活が乱れ、便秘や下痢を繰り返していれば、痔は再発してしまいます。逆に、規則正しい生活をし、便秘や下痢にならないような生活を心がけていれば、一生痔にならないことだって可能なのです。

皆さん一人一人が「痔主にならない生活」を心がけ、おしりのことで悩まなくてすむ日々を送られることが、私の本当の願いです。

平成18年2月　国本正雄

参考文献

〈第1章〉

1) 守谷孝夫：痔核の非手術的治療法。消化器外科 7:1623-1628、1984

2) 吉田鉄郎：外来における内痔核の治療。消化器外科 10:419-428、1987

3) Shi Z、Zhou J、He X: On treatment of third degree Internal hemorrhoids with 〝Xiaozhiling〟 injection。J Trad Chin Med 1:115-120、1981

4) Shi Z: Xiaozhiling four-step Injection In treating hemorrhoids of stages III and IV: a sclerotherapeutic approach of thrombosing branches of artery rectalis superior。Chin J Trad W med 3:246-249、1997

5) 高村寿雄、稲次直樹、吉川周作、他。消痔霊注射による内痔核硬化療法。日本大腸肛門病会誌 2001;54:910-914。

6) Goligher J、Duthie H、Nixon H、et al: Haemorrhoids or piles: surgery of the anus、rectum and colon。5th ed。London: Bailliere Tindall、1984、p98-149

7) Takano M、Iwadare J、Ohba H、et al: Sclerosing therapy of Internal hemorrhoids with a novel sclerosing agent。Comparison with ligation and excison。Int J Colorectal Dis 21: 1-10、2005

8) 高村寿雄、高野正博、大場英巳ほか：新規硬化剤 OC-108 の内痔核患者における有効性、安全性および薬物動態の臨床研究―前期第 II 相試験―。薬理と治療 32: 355-365、2004

参考文献

〈第2～4章〉
「もう痔で悩まない、かくさない」岩垂純一（木馬書館）
「痔と上手につきあう本」岩垂純一（講談社）
「痔を治す大全科」高野正博（法研）
「痔っとガマンするな！医者を選べ」辻仲康伸（文芸社）
「痔　可能な限り切らずに直す」平田雅彦（主婦の友社）
「図解　人に聞けない痔の問題と解決」国本正雄（ハート出版）
「なぜ　笑うと便秘が治るの？」国本正雄（ハート出版）

「注射療法」で治療を行っている
全国の病院は、下記ホームページ
からお探しください。

「い〜じ〜ｎｅｔ」

http://e-zi.net/

「男性のページ」or「女性のページ」
↓
「いますぐ病院を探したい！」をクリック。

［著者略歴］

国本正雄（くにもと　まさお）

1954年室蘭市生まれ。札幌医科大学卒業後、同大第一外科学講座入局。市立室蘭総合病院外科医長、札幌いしやま病院副院長を経て、1991年旭川市に「くにもと肛門科」開業、2000年「くにもと病院」開設。現在、旭川医科大学臨床指導教授、日本大腸肛門病学会指導医・評議員、日本外科学会指導医等を務める。
著書に「なぜ笑うと便秘が治るの？」「図解・人に聞けない痔の問題と解決」（ともにハート出版刊）「痔主にならない読本」「学校のウンチ君（共著）」（ともに北海道新聞社刊）「日本人の3人に1人は「ぢ」なんです」（ベネッセ）がある。

安部達也（あべ　たつや）

1968年札幌市生まれ。旭川医科大学卒業。国立がんセンター東病院研修医、医療法人恵佑会札幌病院外科を経て、現在、「くにもと病院」に医師として勤務。
日本外科学会専門医、日本消化器外科学会専門医。

鉢呂芳一（はちろ　よしかず）

1970年旭川市生まれ。札幌医科大学卒業後、同大第二外科学講座研究生。道立北見病院、国立療養所帯広病院、市立札幌病院救命救急センター、道立釧路病院、静内町立病院を経て、現在、「くにもと病院」に医師として勤務。
医学博士、日本外科学会専門医、日本胸部外科学会認定医、日本心臓外科学会専門医。

切らずに治る！　最新治療「いぼ痔注射療法」

平成18年2月26日　第1刷発行

著　者　国本 正雄
安部 達也
鉢呂 芳一
発行者　日高 裕明

発　行　株式会社ハート出版
〒171-0014 東京都豊島区池袋3-9-23
TEL. 03(3590)6077 FAX. 03(3590)6078

定価はカバーに表示してあります。

ISBN4-89295-530-2　C2077　編集担当・西山　乱丁・落丁本はお取り替えいたします

印刷・図書印刷株式会社

国本正雄の既刊本シリーズ

図解　人に聞けない
痔の問題と解決

くにもと病院院長　**国本正雄** 著

四六判並製　168 頁　1365 円

痛くない、恥ずかしくない、だから怖くない。

豊富なイラスト、漫画で教える人にやさしい治療法、手術。

診察を受ける前の予備知識をつけるのに最適。おしりに関する豊富な四方山話もあり、これ一冊でアナタも「おしり博士」に！

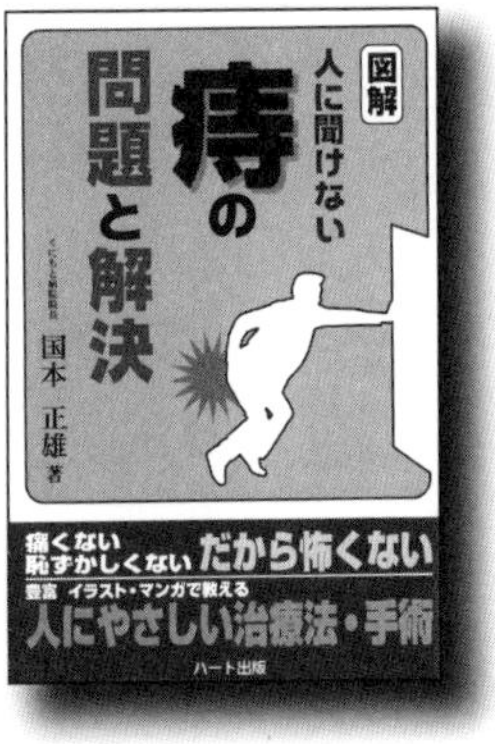

ISBN4-89295-174-9

なぜ　笑うと便秘が治るの？

くにもと病院院長　**国本正雄** 著

四六判並製　176 頁　1260 円

食物繊維より効く？

笑いの「腹」作用。

「簡単、手軽、しかもタダ」

笑うだけで便秘が治るなんて……とお思いの方も一度おためしあれ。

便秘が治るだけでなく、体質や習慣も変えることができる究極の便秘解消法を紹介。

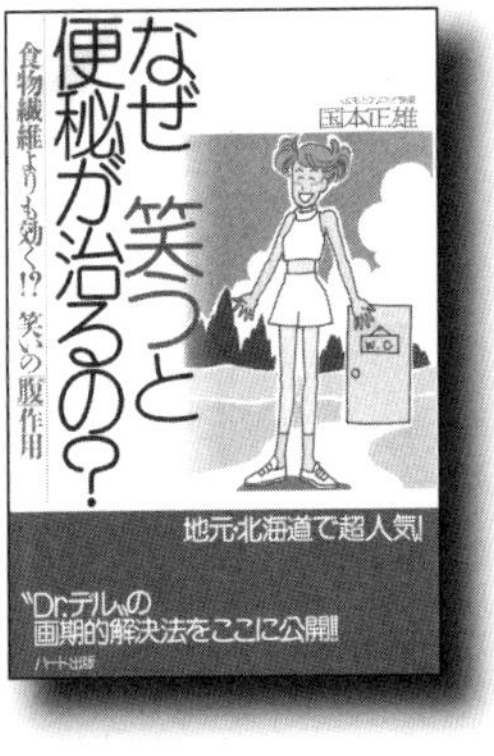

ISBN4-89295-121-8

表示は税込価格。価格は将来変わることがあります。